獣医版 フローチャート ペット漢方薬

実は有効！明日から使える！

著 **新見正則**
帝京大学 医学部 外科 准教授

井上 明
日本獣医がん学会 理事

漢方のパラダイムシフトを獣医師の先生方にも！

株式会社 **新興医学出版社**

Flow Chart for Prescription of Kampo Medicine for Veterinary Medicine

Masanori Niimi, MD, DPhil, FACS,
Akira Inoue, DVM

© First edition, 2018 published by
SHINKOH IGAKU SHUPPAN CO. LTD., TOKYO.
Printed & bound in Japan

推薦の言葉

 待望のペット向けの漢方薬処方解説書が出版されました．人に効く漢方薬が動物に効かないわけがありません．私も，昔の漢方医が，仕えている殿様の依頼（命令？）によって，当時ペットの死にかけた錦鯉を漢方薬で生き返らせた話とか，近年でも老衰で足腰の立たなくなった犬を漢方薬で再び歩けるようにした報告など読んだことがあります．私自身も九州某地のある獣医さんですが，老衰と血尿で死にかけた猫をかかえて諦めていたので，漢方薬を教えたところ，幸い猫は全快して，その後大繁盛した獣医さんを知っています．漢方薬は食べ物の延長で，大きな副作用もなく，症状で処方できるフローチャート式なら診断のつかない病気にも対応できます．西洋医学を中心に，足らないところを漢方薬で補完して，ペットの健康寿命を1日でも長くできるよう，漢方薬を処方してみてくださいというのが本書のメッセージです．

 著者の新見正則先生は，人間に対しての漢方薬の専門家です．井上明先生は，獣医で臨床腫瘍学をご専門に全国の動物病院で腫瘍診療を行っています．動物もがんになる時代になりました．透析治療にかかる動物もいます．高度医療の傍らで歴史ある漢方薬をぜひお役立てください．

2018年4月

日本東洋医学会元会長名誉会員　松田邦夫

はじめに

　なんとフローチャートシリーズにペット漢方が登場です．驚いた方々も多いと思います．でも私にとっては自然のことなのです．

　私と漢方との付き合いもいつの間にか長い年月になりました．漢方になんとなく魅力を感じながらも，でも一抹の不安を感じていた遙か昔，その不安を払拭したのはマウスの動物実験でした．当時私は5年間留学したオックスフォード大学での研究を続けるために大学病院で勤務していました．そんな私のネズミの実験に漢方を使用して，漢方の謎が解けていったのです．つまり，漢方薬が動物に効くということ．動物実験が漢方のわかりにくさを理解するヒントをくれたのです．そして私は（人間の）患者さんに自信を持って漢方薬を処方することができるようになりました．

　50歳になって，まったく泳げない親爺の私が水泳を始めました．子どもの誘いです．そして毎日の地道な努力の末に，ある程度泳げるようになって，走り始めて，そして自転車に乗り始めて，なんと金槌親爺が2年間でオリンピックの距離のトライアスロンを完走しました．その日に，わが家の家族となったのが，愛犬の小雪ちゃんです．ビションフリーゼで本当に可愛いです．そんなわが家のペットにも漢方を飲ませています．そこで，みなさんのペットにも漢方を試していただきたく，こんな本を書きました．

　以前から書きたい内容でした．なかなか1人では踏み切れないでいたときに，私の大学院の学生として，獣医師の経験が極めて豊富な井上明先生が入学してくれたのです．私は運

と縁が極めて良い人生を送っています(と思っています)が，またまた運が良い人生の一コマが現れました．井上先生との出会いにより本企画が実現しました．

　ペットに漢方を使用するということは，漢方診療は不要ということです．別の言い方をすれば人と同じ漢方診療は不可能ということです．処方選択には漢方診療が必須という立場の先生方には受け入れられないことでしょう．しかし，昔から煎じ薬で残った滓を湯船に入れたり，動物に与えることは実は少なからず行われているのです．そして漢方に興味がある人の中には，私のように自分のペットに漢方を与えている人が相当数いるのです．

　本邦では8割以上の医者が保険適用漢方エキス剤を使用しています．そして患者さんはその恩恵を受けています．そして我々の漢方フローチャートシリーズは漢方の普及と啓蒙にとても役立ってきました．その基本的立ち位置は保険適用漢方エキス剤を用いて，西洋医学の補完医療の役割を果たすことです．一方でペットの領域では保険適用薬か否かは問題とはならないので，今までのシリーズでは登場しなかった保険適用ではない漢方薬や生薬も今回は載っています．

　是非，この本を参考に，みなさんのペットに，そして獣医師の先生方は，来院される可愛いペット諸君に漢方を処方してみてください．その一役をこの本が担えれば嬉しい限りです．

　　　　　　　　　　　　　　　　　　2018年4月　新見正則

目　次

薬の飲ませ方の基本 …………………………………… 9
おいしく飲ませるレシピ ……………………………… 13

モダン・カンポウの基本

モダン・カンポウ ……………………………………… 18
本書の使い方 …………………………………………… 19
漢方薬の投与量 ………………………………………… 21
マウスの実験から見えるもの ………………………… 22

フローチャートで処方する漢方薬

眼の疾患 ………………………………………………… 36
耳の疾患（外耳炎）…………………………………… 38
耳の疾患（炎症）……………………………………… 40
風邪のような症状（初期）…………………………… 42
風邪のような症状（こじれたら）…………………… 44
鼻の疾患 ………………………………………………… 46
消化器疾患（全般）…………………………………… 48
消化器疾患（嘔吐）…………………………………… 50
消化器疾患（下痢）…………………………………… 52
消化器疾患（便秘）…………………………………… 54
消化器疾患（黄疸）…………………………………… 56
消化器疾患（肝炎）…………………………………… 59
先天性巨大食道症 ……………………………………… 61
好中球性腸炎 …………………………………………… 63
皮膚疾患（皮膚病）…………………………………… 64

皮膚疾患（かゆみ・炎症）	66
運動器疾患（こわばり）	68
運動器疾患（触ると嫌がる）	70
運動器疾患（関節炎）	72
循環器疾患	74
腎疾患	76
泌尿器疾患（血尿）	78
泌尿器疾患（膀胱炎）	80
膀胱結石	83
内分泌疾患（糖尿病）	84
内分泌疾患（甲状腺機能低下症）	87
がん	88
新見正則・おすすめがんの漢方	90
カイジとは	92
術後の回復に（体力回復）	94
術後の回復に（消化器）	96
リンパ腫，白血病	99
精神・神経疾患（認知症もどき）	100
精神・神経疾患（興奮）	102
精神・神経疾患（ストレス）	104
精神・神経疾患（けいれん）	107
老化（初老期）	109
老化（初老期のなんとなく）	110
老化（泌尿器）	112
老化（耳）	115
老化（耳の皮膚）	117
その他（元気がない）	119
その他（歩き方がおかしい）	121

その他（異常に食べる） ………………………… 122
その他（食べ過ぎてもどす） …………………… 125
その他（むくみ） ………………………………… 126
その他（出血性ショック） ……………………… 129
その他（生殖器の炎症） ………………………… 131

付　録

掲載漢方薬と生薬構成一覧（ツムラ） ………………… 134
掲載漢方薬と生薬一覧（ツムラ以外のメーカー） …… 146
漢方薬の匂い …………………………………………… 147

INDEX …………………………………………………… 153

※本書で記載されているエキス製剤の番号は保険適用漢方エキス剤の約85％のシェアを握っている株式会社ツムラの製品番号に準じています．番号や用法・用量は，販売会社により異なる場合がございますので，必ずご確認ください．

※漢方保険適用エキス剤のいくつかは内容がまったく同じもの（満量処方）を薬局でも購入できます．また減量されているものはさらに多くの処方が購入できます．この場合，当然医療保険は使えないので，処方箋を持参して購入する場合に比べると相当高額になります．しかし，ペットの飲む量は人に比べ少ないので，実は金額はあまり問題になりません．自分のペットに使用する場合は，まず薬局で購入することも可能です．しかし，ペットが病気の時，また元気がない時は，やはり獣医師が診療した上で漢方を使用する方が安全と思っています．

薬の飲ませ方の基本

錠剤の基本

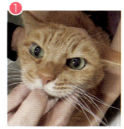

❶ 頭を押さえ固定して指で口を開けます．

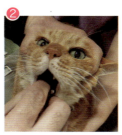

❷ 薬を素早くなるべく口の奥（舌の後ろ）に入れます．

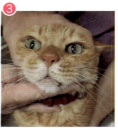

❸ 顔を上に向かせて口を閉じて喉を優しくさすると飲み込みやすくなります．

粉薬の基本

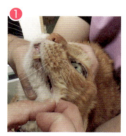

❶ 顔を上に向かせて唇の端を引っ張ります．そうすると口の中に膨らみができます．

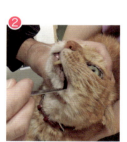

❷ 膨らみの部分にスプーンなどで粉薬を入れます．

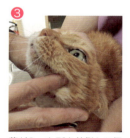

❸ 薬が入った所を外側から優しく指先で回転させるようにしてスムーズに飲めるように手伝います．

液体の基本

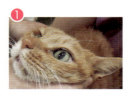

❶ 顔を上に向かせます．

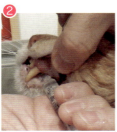

❷ スポイドやシリンジなどで液体を歯の隙間からゆっくり流し込みます．

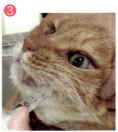

❸ 上顎と下顎の間にスポイドやシリンジを入れてゆっくり流し込みます．

コラム：パラダイムシフト

　パラダイムシフト（paradigm shift）とは，ある時代や領域で当然と思われていた認識や価値観，思想などが劇的に変化することです．つまり「そんなことあり得ないよな！」と思っていたことが起こることなのです．人の臨床では漢方は長く西洋医には認められていませんでした．そこには漢方を難しく語る風潮があったからです．「古典を読まないで，そして漢方診療をしないで漢方を処方するなどあり得ない！」という思い込みや制約を取り除いて，フローチャート的に使用しても十分に臨床では漢方の素晴らしさが体感できるということを啓蒙し10年以上が経過しました．この10年間を通じてなんと明らかな反論はなく，そしてたくさんの好結果が得られています．漢方の効果が人の臨床で実証されました．それをペットの世界でも実感していただきたいのです．

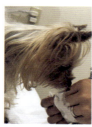
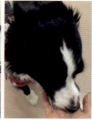
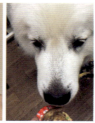

おいしく飲ませるレシピ

かぼちゃ団子

材　料　①かぼちゃ　150ｇ
　　　　②小麦粉，片栗粉　各大さじ1（よく混ぜます）
　　　　③クリームチーズ
　　　　④山羊ミルク
　　　　⑤えごま油
　　　　⑥黒ごま
漢方薬　必要に応じて材料に混ぜ込みます

作り方　①沸騰した湯でかぼちゃを柔らかくなるまで茹でる．
　　　　②茹で上がったかぼちゃをつぶし，材料の③④を加えて混ぜ，冷めたら⑤⑥をふりかけて完成．

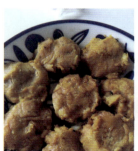

完成

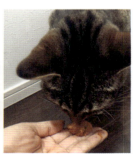

せっせと食べます

鮭パテ

材　料　①鮭缶（水煮）　100ｇ
　　　　②じゃがいも　1/2個
　　　　③チーズ　15ｇ
　　　　④山羊ミルク　50 mL
　　　　⑤生姜の皮
　　漢方薬　必要に応じて材料に混ぜ込みます

作り方　①沸騰した湯でじゃがいもを柔らかくなるまで茹でる．
　　　　②茹で上がったじゃがいもをつぶし，材料の①③④⑤を加えて混ぜて完成．

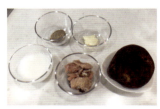

材料

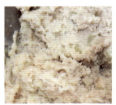

茹であがったら混ぜるだけ

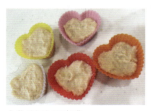

小分けにして完成

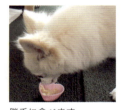

勝手に食べます

米粉クッキー

材　料　①米粉　100ｇ
　　　　②片栗粉　大さじ２
　　　　③りんご　150ｇ
　　　　④オリーブオイル　大さじ１
　　　　⑤山羊ミルク　大さじ３
　　　　⑥カイジ　1/3 包
　　　　⑦はちみつ　３滴
　　漢方薬　必要に応じて材料に混ぜ込みます

作り方　①りんごをすり下ろして水分を絞る．
　　　　②米粉と片栗粉をかき混ぜておく．
　　　　③上記に残りの材料をすべて加えて混ぜる．
　　　　④170℃のオーブンで型抜きした生地を 10 分間焼いて完成．

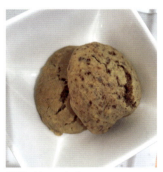

混ぜて焼いて完成

レシピ考案：橋本香月（獣医師）

甘酒クッキー

材料　①ホットケーキミックス　180g
　　　②無塩バター　60g
　　　③全卵　1個
　　　④甘崎　大さじ5
漢方薬　カイジ2包，六君子湯㊸2包

作り方　①材料をすべて混ぜる．
　　　　②半分にカイジ3包，残りの半分に六君子湯㊸3包を混ぜる．
　　　　③適当な大きさにして170℃のオーブンで7分焼いて完成．

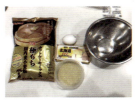

材料　　　　　　　　　材料をすべて混ぜる

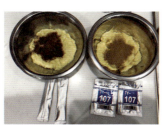

2つに分けて漢方薬をそれぞれに入れます

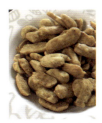

焼きあがったら完成

モダン・カンポウ
の基本

新見　正則

モダン・カンポウ

　漢方診療では腹診，舌診，脈診などを行って患者さんの症状・体質などに合わせて「証」を決め，証に合った漢方を処方します．動物には人間のような漢方診療はできません．漢方診療が処方選択に必須と思っていれば，当然に動物には使用できません．私が普及に努めているのはモダン・カンポウという考え方です．今，処方できる薬剤で，今，目の前の患者さんの病気に効けばそれでいいという考え方です．私は漢方的診察が処方選択に役立つかもしれないことを否定はしません．しかし，漢方診療にこだわらず，症状に合わせて漢方を処方してもある程度の確率で患者さんはよくなります．もしもよくならなかったときは別の漢方を試してみたらよいのです．現代社会では西洋医学が何より優先されます．それでうまくいかなかった人たちが漢方を求めます．つまりなかなかよくならない症状にみなさん困っているのです．昔からの伝統的な漢方診療にこだわらなくても，今ある病気に，今ある薬剤が有効ならそれで必要十分なのです．

　マウスの実験から漢方薬が有益であることを証明できました．そしてたくさんの人間の患者さんに漢方薬を処方して多くの人が喜んでくれています．実際に多くの困った患者さんを救っているのです．漢方はマウスに効きました．そして現代医療で私たち人間にも効いています．当然にみなさんのまわりの犬猫諸君にも効きます．困っている患者さんやペット諸君に有効なら漢方を使ってみる価値があります．

本書の使い方

　漢方好きの医師，薬剤師，もちろん獣医師，そして漢方の販売会社の方々は，実はペットに漢方が有効ということについて相当の経験知と実例をもっています．そんな耳学問の集積で本書ができました．また，漢方がペットにも有効という報告は論文や学会報告で多数行われています．そんなサイエンスの視点からも記載を加えました．本書は私と井上先生との経験を土台として，それにほかの方の報告が加味されているとご理解ください．重要な報告には引用元がわかるように記載をしました．

　漢方薬は当然人間に多く処方されていますので，人間での情報も簡単に加えてあります．保険適用漢方エキス剤でのトップメーカーはツムラ，2位はクラシエです．両メーカーとも漢方薬に同じ番号が付いています．そこで本書では該当する漢方薬に番号を付しました．番号がないものはツムラとクラシエ以外のものです．また，保険適用漢方内服エキス剤は148種類あり，そのうちの128種類はツムラが販売しているので，多くの薬剤情報はツムラのものを基本にしています．

　漢方薬は生薬の足し算で，また生薬は天然物や栽培品が主です．つまり生薬によってバラツキがでるのです．ツムラの葛根湯❶とクラシエの葛根湯❶は厳密には同じではありません．つまりどちらが良いかは実はわからないのです．人間の臨床では，両方を処方して，患者さんに比べてもらって，優劣がわかることもあります．漢方を使い慣れたらメーカーを変えてみることも面白いと思っています．

コラム　新見先生との出会い

　縁あって帝京大学医学研究科外科学講座の新見正則先生の研究室に入室させていただき，漢方に触れるようになりました．主にマウスの心臓移植手術を行う移植免疫を勉強しています．心臓移植したマウスに漢方や様々な薬剤を投与して移植した心臓の生着をみる実験をしています．新見先生は今まで膨大な数の実験をされ，論文も多数報告されています．私はまだひよっこですが，着実に移植実験の腕は進歩している状況であります．マウスの実験は顕微鏡を使って手術を行いますが，私は今まで顕微鏡を使った手術は行っていませんでした．はじめに新見先生の手術を録画したDVDを拝見して研究室の実験の手順を勉強しました．新見先生に，「井上先生できそう？」と聞かれ，自分自身ではできると判断して，できますと答えましたが，いざ，実際にやってみると非常に高度なテクニックが必要でした．やはり見るとやるとでは全然違うんだということを実感致しました．獣医学の移植の世界でも猫の腎臓移植などを実施している施設も見られます．近年では獣医界でも再生医療の分野が盛んで進歩してきています．移植も今後獣医の世界でますます発展することを願います．将来少しでもその分野の貢献ができれば新見先生に恩返しができるのではと思っております．

（井上）

漢方薬の投与量

　漢方薬を人間に投与する場合，ツムラの保険適用漢方エキス剤では1日量は7.5gです．

　例外は，小青竜湯㉚，麦門冬湯㉙，白虎加人参湯㉞，炙甘草湯㉚，芎帰膠艾湯㊆，清肺湯㊨，滋陰至宝湯㊂，人参養栄湯⑯，柴苓湯⑭の9g，大防風湯㊆の10.5g，小建中湯㊨，大建中湯⑩の15g，黄耆建中湯㊆の18gです．多くの漢方薬で1日量は7.5g，ほかはそれ以上です．体重が75kgの人間であれば，体重あたり1日100mgということです．

　じつは日本の漢方薬の量は，韓国の3分の1，中国の10分の1とも言われています．ですから，投与量が多くて問題となることは少ないのです．そんな投与量でも副作用がでる生薬（つまり用量依存的に副作用がでる生薬）は，麻黄，附子，大黄，甘草です．麻黄はエフェドリンが入っているので，血圧が上がることがあります．附子はトリカブトを減毒した熱薬ですので，投与量が多いとお酒に酔ったようなイメージになります．また大黄は瀉下作用があるので下痢をします．甘草は体質により偽アルドステロン症を誘発します．もっとも危険な急性毒性を有するものは山椒ですが，これは超大量の場合のみ致死的効果を発現します．つまり，麻黄，附子，大黄，甘草，山椒以外は相当の投与量となっても安全性には問題がないということです．そんな観点からペットへの投与量を決めてください．

マウスの実験から見えるもの

私のマウスの心臓移植モデル

　私の実験はマウスの心臓移植モデルを使います．マウスは 20 g で，黒色のマウス（MHC は $H2^b$）の心臓を茶色のマウス（MHC は $H2^k$）のおなかに手術用顕微鏡で移植します．心臓移植の方法に興味がある方はご連絡ください．1998 年，私はオックスフォード大学博士課程を修了して，帰国しました．当時の私のマウスへの手術を収録した DVD があります（当時，手術の腕は世界一と思ってました）．これまで，20 年近く経った今でも世界中から DVD の郵送を依頼されます．皮膚に切開を入れてから，皮膚を縫い合わせて終了するまで約 30 分で終わります．

　さて，ネズミの心臓がネズミの腹部に移植されます．移植される側のマウスの心臓はいじらないので，マウスには余計な心臓がおなかにもう 1 つあることになります．そのようにして同じ色のネズミで移植をすると心臓は永遠におなかで動き続けます．ところが，黒色のマウスの心臓を茶色いネズミに移植すると 8 日前後で心臓の拍動は停止します．毎日マウスのおなかを触っていると動いているか，止まったかは即座に判定できます．通常は 8 日で止まる黒から茶色のネズミに移植するモデルで，いろいろな薬剤を投与して，そして何が起こっているかを解析する研究を長年行ってきたのです．

マウスの心臓移植の方法

　心臓を提供する方をドナー，移植される方をレシピエントと呼びます．ドナーの心臓がレシピエントの腹部に移植され

ますが，血管を縫合しないと，心臓は活動を維持できません．組織として死んでしまいます．そこで，手術用顕微鏡を用いて，ドナーの上行大動脈をレシピエントの腹部大動脈に，ドナーの肺動脈をレシピエントの下大静脈に吻合するのです．10-0 という細い糸を用いて，片側 4 針が必要十分な縫合数です．ドナーの肺静脈や上大静脈・下大静脈は結紮されます．では血液はどうのようにドナーの心臓に流れるのでしょう．まずレシピエントの大動脈から吻合されたドナーの上行大動脈を逆流して，大動脈弁で逆流は止まって，そしてドナーの冠動脈から心臓を栄養し，ドナーの冠静脈から右房に流れ込んで，そして右室，肺動脈と流れて，吻合されたレシピエントの下大静脈に至るのです．

漢方によるマウスの心臓移植モデルのチャンピオンケース：柴苓湯 ⑭

　人間の診療で健康保険が使用できるよう認められた漢方エキス剤は 148 種類あります．そのなかの 1 つに柴苓湯 ⑭ があります．この柴苓湯 ⑭ がマウスに最も劇的な変化を起こします．マウスの胃内にゾンデで，1 日あたりの体重換算で人間投与量の 10 倍を 1 日 1 回，手術当日から 8 日間連続で投与します．食事に混ぜると投与量が判然としないので，私たちは直接ゾンデで確実に胃内に投薬しています．柴苓湯 ⑭ をマウスに投与すると 100 日以上心臓は止まりません．実験は再現性が必要なので何度も繰り返し実験をします．あるときはすべてのマウスが 100 日以上心臓を受け入れますが，あるときは数匹のマウスは心臓を拒絶します．しかし，ほとんどの実験で，半数以上のマウスで 100 日後にも移植された心臓は動いているのです．論文や，発表，講演会などには 100％ 拒絶

が起こらなかった群をチャンピオンケースとして紹介します．しかし，何度やっても柴苓湯❶❶❹の効果は同じで，もの凄い漢方薬であることは事実なのです．

　さて，柴苓湯❶❶❹は小柴胡湯❾と五苓散❶❼を単純に足し合わせたものです．面白いことに小柴胡湯❾を単独で同じように投与してもまったく効果がありません．また五苓散❶❼の単独投与も効果がないのです．西洋薬学的な私の頭では最初は理解できませんでした．柴苓湯❶❶❹に拒絶を抑制する効果があるのなら，何かの成分が効いているはずです．その成分は小柴胡湯❾か五苓散❶❼には含まれているはずなのに，どちらも無効なのです．

　そこで，まず小柴胡湯❾の7つの構成生薬，柴胡，黄芩，人参，甘草，半夏，大棗，生姜を1つずつ試しました．どの構成生薬もたいした効果はありませんでした．20日以内に心臓は停止します．また五苓散❶❼の構成生薬である茯苓，猪苓，蒼朮，沢瀉，桂皮も，それぞれ単独ではほとんど効果がありませんでした．不思議ですね．少なくともいくつかの生薬が組み合わされないと，柴苓湯❶❶❹が心臓移植モデルに対して絶大な効果は現れないのです．

　ではどの生薬の組合せが必要なのでしょうか．まず，不要な生薬を探すことにしました．生薬が1つ欠ける11種類からなる柴苓湯もどきを作るのです．漢方では一味抜きといいます．一味抜き柴苓湯ということです．この柴苓湯もどきは12種類あります．なんとどの柴苓湯もどきでも，柴苓湯❶❶❹が叩き出す効果にはまったく及びませんでした．つまり柴苓湯❶❶❹が心臓移植モデルに絶大な効果を発揮するには12種類の生薬すべてが必要とわかったのです．

漢方は生薬の足し算の叡智

　漢方は生薬の足し算の叡智です．しかし，それは叡智というよりも，それしかできなかったのです．引き算ができるようになったのは，私は1804年と講演会などでお話をしています．アヘンから気持ちをよくする物質が分離精製できた年です．その物質には「モルヒネ」という名前が付けられました．精製分離された最初の植物アルカロイドです．この後から，分離精製の歴史が始まります．毒性があるなら何が毒の成分なのか，薬効があるなら何が薬効を担っている成分なのかというストーリーです．これが引き算の始まりで，そしてこれこそ現代薬学の始まりです．純物が分離できれば，次は石油から合成する知恵が生まれます．そしてたくさんの化学合成された薬剤が登場するのです．漢方はそんな引き算ができるよりももっと前の時代に生まれました．致し方なく足し算をしたのです．昔から薬効がある生薬，毒性がある生薬は人体実験を通じてわかっていました．そんな些細な薬効の薬剤を組み合わせること，足し合わせることによって，作用を強め，副作用を減らし，そしてあるときはまったく新しい作用を創り上げたのです．すべて人体実験を通して創り上げられた歴史が漢方の叡智なのです．そんな足し算のすばらしさを体感できるものがこの柴苓湯❶❹の実験結果と思っています．

当帰芍薬散❷❸の効果を激減させる生薬はなんと茯苓

　当帰芍薬散❷❸は50日ぐらいまで拒絶を抑制できます．柴苓湯❶❹には及びませんが，相当な効果です．当帰芍薬散❷❸は当帰，芍薬，川芎，茯苓，蒼朮，沢瀉の6つの生薬から構成されています．このなかでは芍薬と川芎が組み合わされると，ときどき100日以上まで拒絶を抑制できる効果を発揮し

ます．ところが茯苓が加わるとその効果は激減します．不思議なことですが致し方ありません．漢方はいろいろな症状をターゲットに生薬を組み合わせてきた歴史です．移植モデルに使おうなどということは想定外です．そんな使い方をしたから，茯苓が極めてマイナスの効果を発揮するような結果になったのでしょうか．

漢方は生薬の足し算の叡智です．いろいろな薬効を持つ生薬の足し算です．ですからいろいろな効果を有します．その反面，ある効果に対してはこの生薬はむしろマイナスになると思われることもあります．温める漢方なのに，冷やす生薬が含まれていたりすることもあります．

効果のある者同士の併用は

心臓移植モデルに対して一番効果があったものが柴苓湯⑭です．次に当帰芍薬散㉓ですが，なんと当帰芍薬散㉓と柴苓湯⑭を同時に投与すると効果はなくなるのです．ある日の実験では，柴苓湯⑭群は 100 日，当帰芍薬散㉓は 47 日，そして柴苓湯⑭と当帰芍薬散㉓の同時投与は 10 日でした．

漢方の基本は一剤投与

漢方の基本は一剤投与です．または古い時代からの漢方薬では 2 剤の併用まで基本的に OK です．漢方を複数併用すると生薬数が増えて効かなくなってきます．生薬数と漢方薬の効果をザックリとお話すると，生薬数が少ないものはすぐに効果が現れますが，頻用すると効きが悪くなることがあります．耐性ができるといった感じです．芍薬と甘草の 2 種類の生薬からなる芍薬甘草湯㊇や，大黄と甘草からなる大黄甘草湯㊽などはそんなイメージがぴったりです．芍薬甘草湯㊇

はこむら返りに，そして大黄甘草湯❽❹は便秘に著効しますが，頻用すると効果が減弱してきます．一方で生薬数が増えると，効きはぼつぼつですが，耐性はできにくくなります．つまり体質改善のイメージになります．

ある生薬が極めて有効なことも　茵蔯五苓散⓱

茵蔯五苓散⓱は30日ぐらいまで心臓の拒絶を抑制します．茵蔯五苓散⓱は沢瀉，蒼朮，茯苓，猪苓，桂皮，茵陳蒿の6つの生薬から構成されます．このなかでなんと，茵陳蒿が単独で抜群の効果を示しました．多くの移植心が100日以上茵陳蒿の投与で拒絶されませんでした．茵蔯五苓散⓱では茵陳蒿が基本的に移植免疫にとっては大切な役割を担っています．

漢方薬が有効と説明されると，遙か昔，私は「効くならどの成分が有効かを見せろ．それがサイエンスだろう！」と反駁していました．そんな私の答えになるのがこのタイプの結果です．茵蔯五苓散⓱の茵陳蒿に薬効があるのですという説明になります．しかしそうであれば茵陳蒿だけを投与すればいいはずです．臨床的にわかりやすいのは大黄含有漢方薬です．たとえば，麻子仁丸❶❷❻，潤腸湯❺❶，桃核承気湯❻❶などです．これらは下剤に使います．大黄だけでも瀉下効果は十分です．他の生薬は大黄の副作用を減らしたり，他の作用を持たせるために含有されているのです．

柴苓湯⓬❹は五苓散⓱＋小柴胡湯❾ではないですよ

先ほどの実験で柴苓湯⓬❹が一番有効な漢方薬でした．柴苓湯⓬❹の構成生薬はそれぞれ単独では無効，構成生薬を1つ欠く11の生薬からなる柴苓湯もどきもすべて柴苓湯⓬❹と同じ効果はありませんでした．小柴胡湯❾も五苓散⓱も無効で

した．五苓散❶の構成生薬と小柴胡湯❾の構成生薬をそのまま合わせたものが柴苓湯⓬です．ところが柴苓湯⓬は五苓散❶＋小柴胡湯❾ではないのです．なんと五苓散❶と小柴胡湯❾を一緒に内服させても柴苓湯⓬と同じ効果は現れません．もう少しくわしく説明いたします．柴苓湯⓬は12の生薬を一緒に煮詰めるのです．一方で五苓散❶は5つの生薬を一緒に煮詰めます．小柴胡湯❾は7つの構成生薬を一緒に煮詰めます．つまり，一緒に煮詰める過程が大切だとわかりました．私たちの実験モデルで柴苓湯⓬が絶大な効果を発揮しうるには，五苓散❶と小柴胡湯❾を一緒に煮詰める必要があるのです．

匂いと漢方

　私の漢方の師匠である松田邦夫先生の本，「漢方治療の実際」から引用します．

漢方吸入療法

　私は以前に某大手商社の診療所に勤務していたことがある．当時本社は神田の問屋街の一角にある8階建てのビルであった．その中の診療室のすみに漢方調剤コーナーを設けた．調剤には結婚退職したが妊娠しないという薬剤師の人たちにアルバイトに来てもらった．ところが半年ほど過ぎて，ひととおり漢方調剤に慣れてくる頃になると妊娠するのである．また同様の人に来てもらって再び漢方調剤の講義を繰り返す．ある日その薬剤師がやって来て，「先生，子供ができたのでやめさせていただきます」「そうか，おめでとう」（内心，がっくり）．またある人にいわれた．「先生の所へ行くとよく妊娠しますね」（人聞きの悪い）．

幸運にも松田邦夫先生に教えていただける機会に恵まれ，伺う前に著作はすべて読んでおこうと思ったときに，上記の文章に出会いました．私の直感は「あり得ない！」という印象でした．当帰芍薬散❷❸は漢方的には不妊の特効薬です．その当帰芍薬散❷❸を飲んでいないのに，匂いを嗅いでいるだけで妊娠した．それも複数の薬剤師の方が妊娠したと書き記されています．そこでマウスで実験をしました．漢方薬を入れたポットの蓋を少し開けて，キャビネットに置きます．マウスのゲージもキャビネットに入れます．マウスは常時漢方の匂いに曝されています．でも内服は一切していません．その結果は，内服で一番効いた柴苓湯⓬は無効でした．ところが当帰芍薬散❷❸の匂いだけのグループは半数以上が100日でも心臓が拍動していました．一連の実験の前にマウスの嗅覚中枢を不全麻痺させる群を用意しました．すると嗅覚中枢を不全麻痺させたマウスでは当帰芍薬散❷❸の匂いの効果は消失していました．つまり大脳が大切だとわかったのです．

　また，当帰芍薬散❷❸の構成生薬の匂いはどれも無効でした．6種類の構成生薬から1つを抜いた当帰芍薬散もどき（当帰芍薬散の一味抜き）の匂いもどれも無効でした．6種類の当帰芍薬散❷❸の匂いが何より大切なのです．また当帰芍薬散❷❸に柴苓湯⓬の匂いを合わせるとまた無効でした．当帰芍薬散❷❸にキツネの尿の匂いを混ぜるとまた無効でした．マウスは松田邦夫先生の臨床的観察眼を肯定したのです．

漢方と匂い

　松田邦夫先生によりますと，やって来た子どもが，「このクリニックは良い匂い」という場合は漢方が効くそうです．また「この匂い大嫌い」と言う子どもは漢方が効きにくいそう

表　心臓移植モデルの拒絶日の中央値

無処置群	8日
柴苓湯⑭	>100日
小柴胡湯⑨	7日
五苓散⑰	8日
小柴胡湯⑨（＋）五苓散⑰	16日
柴苓湯⑭の構成生薬1つ	7日～18日
柴苓湯⑭の一味抜き	8日～39日
柴苓湯⑭（＋）当帰芍薬散㉓	10日
当帰芍薬散㉓	47日
当帰芍薬散㉓（－）茯苓	>100日
茵蔯蒿湯⑭	30日
生薬の茵陳蒿を単独	>100日
当帰芍薬散㉓の匂い	>100日
柴苓湯⑭の匂い	9日
当帰芍薬散㉓の構成生薬の匂い	8日～16日
当帰芍薬散㉓一味抜きの匂い	8日～24日
当帰芍薬散㉓（＋）柴苓湯⑭の匂い	10日
当帰芍薬散㉓（＋）キツネの尿の匂い	9日

です．私も処方に悩むと，その場で漢方を飲ませてみて，おいしいと言うほうを処方します．またこれが結構あたります．

そしてイグノーベル賞

　漢方の匂いで，それもそれが大脳に働いて，末梢の免疫系に影響を及ぼしているのなら，次は音響刺激を試そうと思い

ました．そして目の前にあったオペラ椿姫のCDをエンドレスに聴かせてみたのです．すると，多くのネズミが心臓移植片を50日以上拒絶しませんでした．モーツアルトの音楽はそこそこ有効でした．エンヤの音楽は無効です．オペラ椿姫も鼓膜に障害を加えたマウスでは無効でした．津軽海峡冬景色も，小林克也の英語も，地下鉄の音も，尺八の音楽も，そして工事現場の騒音も無効でした．単一波長の音もどれも無効でした．こんな不思議な実験を英文論文にして，そしてイグノーベル賞選考委員会の目に留まって，2013年にイグノーベル医学賞を頂きました．嬉しい限りです．音楽といった一見些細と思われていることが，実は免疫を修飾していることが判明したのです．大脳と末梢の免疫システムの関係はまだ本物のノーベル賞を取っていないのです．

つぎにトライアスロン

金槌の私が2年間のコツコツとした努力を積み重ねて，トライアスロンのオリンピックディスタンス（水泳1.5 km，自転車40 km，ラン10 km）を完走しました．そして調子に乗って，その1年後に佐渡のトライアスロン（水泳3.8 km，自転車190 km，フルマラソン42 km）を14時間18分で完走しました（興味がある方は私の著書「そろそろ運動しませんか」「そろそろ運動しませんか2」新興医学出版社刊を読んで下さい）．すると大学院生がマウスも走らせたいと言い出しました．マウスのトレッドミルはなんと200万円もしました．その結果，1時間のトレッドミルによる運動を行っても，またランニングホイールでいつでも運動が行える環境を作っても，どちらも8日では心臓は止まりませんでした．運動も確かに免疫に影響を及ぼしていることがわかりました．

免疫制御細胞

　移植片が拒絶されないということは免疫が全般的に抑制されているのではないかとの質問を受けることがあります．実は私たちの実験で心臓が止まらないときはほぼすべてのケースで免疫制御細胞が誘導されています．そして特異的にあるネズミの心臓だけが拒絶から逃れているのです．むしろ免疫システムは全体として活性化されているのです．

　免疫制御細胞の存在を確認するには次の実験を行います．何かの処置をして心臓を拒絶していないマウスの脾細胞を取り出します．そして脾細胞を無処置の茶色いマウスに入れるのです．次に黒いマウスの心臓を移植します．無処置の茶色いマウスは黒いマウスの心臓を通常は8日で拒絶しますが，脾細胞を入れたことによって拒絶までの時間が延びれば，脾細胞のなかに拒絶反応を抑制する細胞がいることが証明できます．つぎにその免疫制御細胞が特異的なものであるかを調べるには，脾細胞が投与された茶色のマウスに，黒色ではなく白色のマウスの心臓を移植します．これで白色マウスの心臓が拒絶されれば，この免疫制御細胞は黒色のマウスの心臓にのみ働くと言えます．

生薬の急性毒性

　148種類の内用用の保険適用漢方エキス剤を構成する生薬は120種類前後あります．その生薬をマウスに内服させて唯一急性毒性を有するものがあります．それはなんと山椒でした．山椒を体重換算で人間量の10倍投与するとなんと3分後に頓死します．エフェドリンを含む麻黄や，トリカブトを減毒した附子，大黄などは，なんと10倍量投与してもマウスは死にません．なんと医薬品ではなく，食品に分類されている

山椒が最も危ない生薬でした．こんな話をいろいろな方にして，「それは山椒だろ」と即答した医師や研究者は現在１人だけです．その先生は自分の知見から山椒だと知っていたのですね．脱帽です．

漢方薬の副作用

　漢方薬に副作用があるといわれます．当たり前です．私は「漢方薬は食事の延長と思って処方してください」と教えています．漢方薬に副作用がないと言うつもりはありません．しかし，口に入れる食品にも副作用が当然にあるのです．私たちはそんな命をいただいて生きているのです．漢方にも食品程度の副作用があるのは当たり前です．患者さんには「なにかあれば止めて下さい」と言い添えればまったく問題ありません．何かあっても飲み続けるから不幸な結果になるのです．私はすべての保険適用漢方エキス剤を毎日試飲しています．元気なのに飲んでいるのです．そんなこと西洋剤ではやりませんよね．そして漢方は悩めば飲みます．西洋薬は悩めば飲みません．漢方は基本的に体質改善に有効と思っています．ですから，体が欲する，なんとなく良い漢方薬を気長に飲むことが健康を維持する秘訣に思えるのです．ペットにも是非こんな漢方の魅力を分けてあげたいと思っています．

　慶應義塾大学を卒業し，外科を志し，なんでもできる外科医になりたくて，食道外科を希望したところ，なんと希望者が定員を超え，くじ引きで外れ，第二志望の血管外科に配属されました．幸い消化器外科の中に血管外科がありましたので，消化器も血管も扱える外科医という道に進みました．そんなときに足の阻血再環流の実験をするために犬をたくさん犠牲にしたのです．可哀想なことをしました．その当時は捨

て犬を実験に流用していたのです．わが家の愛犬が迷子になって，そしてどこかで実験に使われ，命を落とすなどと考えるだけでも可哀想です．でも当時はそんなことを平然と行っていました．今ではそんなペットもがんになる時代になりました．

　医師になってがんの患者さんもたくさん拝見しました．最近はがんのサポート医療として漢方が結構有効と感じています．そうであれば，可愛いペットにも漢方を飲ませてあげるべきです．そんな立場で役立つ情報をたくさん載せています．漢方の効果を疑う前に，まずは使ってみましょう．そして漢方が本当にペットに役立つかは獣医師のみなさん，そして飼い主の方々が使ってみたら体感できます．たくさんのペットに漢方を使って元気でいてもらうための本なのです．

フローチャートで処方する
漢方薬

井上　明

眼の疾患

ドライアイ

急な炎症・充血

目やにと涙

ワンポイントアドバイス

結膜炎は眼の異常のなかでもすぐに気づく症状と思われます．普段でも多少の目やには出ますがいつも以上に目やにの量が多い場合や目やにがベトベトしていたりする場合は早急な対応が必要となります．

時間が経過してしまうと難治性になり角膜の異常などが出る場合があります．

黄連解毒湯 ⑮
充血・炎症を起こしている時に効きます．

葛根湯 ①
結膜炎などの炎症を抑えます．

竜胆瀉肝湯 ㊅
人ではがっちりタイプの泌尿器疾患向けのファーストチョイスです．

ワンポイントアドバイス

　眼の病気になりやすい犬種で，短頭種は比較的眼の病気にかかりやすいと言われています．短頭種はマズル（鼻）が短く目が飛び出ているような犬種が多いです．ぶつけた時に角膜を傷つけたりするので気をつけてください．
　眼球に外傷がある場合は外科的な治療が必要となる場合もあります．

耳の疾患（外耳炎）

湿った耳垢

乾燥した耳垢

耳垂れ

ワンポイントアドバイス

通常の耳垢は乾燥しているものです．ジュクジュクしているような場合は，化膿や感染を起こしている証拠です．ひどい場合は西洋医学的な治療が必要になります．耳の汚れは耳道の環境が悪いために起こるので定期的な耳のケアが大事です．

越婢加朮湯 ㉘

越婢加朮湯㉘は，麻黄が1番多く含まれている漢方エキス剤です．

十味敗毒湯 ⑥

炎症やかゆみがある場合に．

- 小動物臨床（0286-9616）23（2）：97-106, 2004
  内野富弥（十味敗毒湯）
- 小動物臨床（0286-9616）14（5）：9-15, 1995
  山村純一（十味敗毒湯）

竜胆瀉肝湯 ㊻

耳道内がジュクジュクネチョネチョしている感じがする時に．

ワンポイントアドバイス

外耳炎は繰り返すごとにだんだん治りづらくなります．早期に治療すれば早く治ることが多いです．また，病気の種類によっては単なる外耳炎ではないこともあります．耳が大きかったり，耳が垂れていて耳道を塞いでいるようなタイプの犬種は，環境が悪くなりがちですので定期的にチェックしましょう．

耳の疾患（炎症）

炎症の初期

繰り返す時

時々起こる

ワンポイントアドバイス

ペットの耳のケアは，家庭で行う場合は耳道の奥まではしないでください．よく綿棒等で奥まで掃除をしてかえって傷つけてしまうこともあるからです．家庭で耳のケアを行う場合は，見える範囲だけにした方がよいでしょう．綿花などで耳垢を拭き取るなど，軽目の対応で OK です．

葛根湯 ❶
耳に熱感があり，痛みがある場合に効く．発病して2～3日までの初期に飲ませます．

越婢加朮湯 ㉘
耳の炎症を頻繁に繰り返し，炎症が強い場合に向いています．耳が赤くなっている時，赤みが強い場合に．

小柴胡湯 ❾
急性期を過ぎて炎症症状が長びいている時，または頻回に発症する時に．

ワンポイントアドバイス

　洗浄液を毎日入れて耳の掃除をするのもあまりオススメしません．鼓膜が傷つくこともありますので週に1回程度にします．耳垢の排出が長期に及ぶ場合は耳道の奥に腫瘤病変が存在している時もあります．耳道の奥を確認してもらい腫瘤があれば外科的な対応も検討しましょう．

風邪のような症状（初期）

- 体全体でブルブル震えている
- 咳・痰・鼻汁
- 体が熱く感じられる時
- 吐くような仕草

ワンポイントアドバイス

　犬猫も風邪に似た症状を引き起こすことがあります．ウイルスによることが多く感染性なので他の犬猫にも感染することがあります．多頭飼いの場合は特に注意してください．ワクチンで予防できるウイルス性疾患もありますので年1回ワクチン接種をすることが推奨されています．

葛根湯 ①

急性期に.

- 和漢医薬学雑誌（1340-6302）20（1）: 30-37, 2003 村岡健一（葛根湯）

小青竜湯 ⑲

急性期を過ぎて咳・痰・鼻汁の多い時に.

麻黄湯 ㉗ or 銀翹散

熱の出はじめに. 長期投薬は控えます.（特に高齢動物）. 涼しい場所に好んで行く時や呼吸が荒い時，熱が顕著で，寒そうにはせず，喉が乾いたりする時に.

柴胡桂枝湯 ⑩

吐くような仕草をする肺炎などの熱性疾患がある場合に.

ワンポイントアドバイス

人と同じで感染症は寒い時期に特に多くなります．感染症は軽いものもあれば重症になるものもあります．こじらせて長引くものもありますので早期に治療しましょう．入院管理では極力他のペットと分けて隔離室での管理が必要な場合もあります．

風邪のような症状（こじれたら）

- 咳・痰・鼻汁
- 急に呼吸音がおかしい
- 胸の動きが早い
- 常にゼーゼー

ワンポイントアドバイス

通常の呼吸ではなく，呼吸と同時にガーガーというような音がしたりする時があります．気管支の炎症が原因でそのような状態になっている可能性があります．漢方による症状緩和で治らない時は西洋医学による治療が必要なこともありますので苦しそうな時は早めに西洋医学に切り替えて対応します．

小青竜湯（しょうせいりゅうとう） ⑲

麻黄含有のため胃腸が弱い場合や高齢の場合，長期投与は控えます．

麻杏甘石湯（まきょうかんせきとう） (55)

痰が絡んで苦しそうな咳に．口渇，全身の熱感，喘息，呼吸困難に．

麦門冬湯（ばくもんどうとう） ㉙

口や喉が渇き，慢性的な咳や頻繁な空咳に．痰は少なく，舌が赤い色をしている時に．

柴朴湯（さいぼくとう） (96)

痰はなく呼吸が苦しくなります．主にアレルギーが関与しています．

・The Japanese Journal of Pharmacology（0021-5198）6（1）: 29-35, 1995
Tamaoki Jun（東京女子医科大学 第 1 内科）

ワンポイントアドバイス

呼吸が浅い状態を浅速呼吸といいます．1 分間に 40 回以上の浅くて速い呼吸をします．この場合に考えられる病気は気管支肺炎，誤嚥性肺炎，間質性の肺疾患，肺腫瘍等が鑑別診断であります．必ずしもそういう病気にかかっているとは言い切れませんが，そのようなこともありますので気をつけてください．

鼻の疾患

鼻づまり・鼻を鳴らす

比較的体調がよい

―――――――【警 告】―――――――
1. 本剤の投与により,間質性肺炎が起こり,早期に適切な処置を行わない場合,死亡等の重篤な転帰に至ることがあるので,患者の状態を十分に観察し,発熱,咳嗽,呼吸困難,肺音の異常(捻髪音),胸部X線異常等があらわれた場合には,ただちに本剤の投与を中止すること.
2. 発熱,咳嗽,呼吸困難等があらわれた場合には,本剤の服用を中止し,ただちに連絡するよう患者に対し注意を行うこと.

ワンポイントアドバイス

副鼻腔炎は鼻腔内病変から併発することが多く原因は細菌性,真菌性,アレルギー性,腫瘍等,さまざまな原因があります.鼻腔内の状態を把握するにはX線や超音波検査など麻酔をかけない検査で診断するのは難しいため,多くが全身麻酔下での検査(CT検査や鼻腔内の組織生検や鼻腔内視鏡)で診断を確定します.

葛根湯加川芎辛夷 ❷

鼻がつまる，鼻汁がいつも出るなどの症状に．川芎は血行をよくし，辛夷は鼻の症状を改善させる働きがあります．

小柴胡湯 ❾

肺炎，気管支炎，胸膜炎などへ補助的に処方します．ツムラの添付文書では唯一禁忌が記載されています．

―――【禁忌（次の患者には投与しないこと）】―――
1. インターフェロン製剤を投与中の患者
2. 肝硬変，肝癌の患者［間質性肺炎が起こり，死亡等の重篤な転帰に至ることがある．］
3. 慢性肝炎における肝機能障害で血小板数が 10 万/mm^3 以下の患者［肝硬変が疑われる．］

ワンポイントアドバイス

　犬猫は鼻で呼吸します．鼻が詰まると息が苦しくなったり，食べ物を食べていると呼吸が苦しくなり食欲がなくなることがあります．人間と同じで鼻がつまるだけで生活の質がかなり落ちますので呼吸器症状はすぐに治療を開始しましょう．漢方に蜂蜜を混ぜると飲みやすくなります．

消化器疾患（全般）

元気がある

元気がない

ワンポイントアドバイス

　ペット医療は近年めざましく発展してきています．人医学と変わらないくらいの検査機器を使用し診断しています．さらにさまざまな診療科の専門医や認定医の先生も増え獣医師も日進月歩しております．人医学と獣医学が手を組んだ取り組みで，人畜共通の感染症に対する「ワンヘルス」という取り組みもみられています．

加味逍遙散 ㉔
消化不良によく効く漢方，イライラを鎮めます．胃腸を整える働きもあります．人では自律神経失調症のファーストチョイスです．

小建中湯 ㉟
元気がなく，すぐに疲れてしまい，食欲にむらがあるようなペットに．人では虚弱児のファーストチョイス．

or 六君子湯 ㊸
気持ち悪そうにしてご飯を食べない，食べたあとに疲れた様子を見せる，食べすぎるとすぐに下痢をするような時に．

or 補中益気湯 ㊶
胃腸を丈夫にする代表的な漢方薬．

ワンポイントアドバイス

　なかなか体重が増えないのは食事量が適正でない場合もあります．基本的にはフードのパッケージに書いてある食事量ですが，運動量などによっても違いますので下記の計算方法を参考にしてもよいでしょう．安静時エネルギー要求量（RER）＝70×（適正体重 kg）の 0.75 乗．電卓を使うと簡単です．体重を3乗し，√を2回押し，それに 70 を掛けます．

消化器疾患（嘔吐）

> 突然の嘔吐

> 冷たいものの
> 飲み食い

ワンポイントアドバイス

　犬や猫が嘔吐をしてしまう原因にはさまざまあります．急に吐いたりした場合は何らかの原因があり恐ろしい病気にかかっていることもありますので必ず動物病院で診察してもらってください．吐瀉物も一緒に病院に持って行く方がよいでしょう．何か診断のヒントになるかもしれません．

半夏瀉心湯 ⑭
前触れもなく急に吐いてしまう時に．

- 獣医畜産新報（0447-0192）52（2）：97-102，1999
  左向敏紀

人参湯 ㉜
冷たいものを食べて胃が冷えた時，腹部を冷やしてしまった時によく効きます．水のようなものを吐く時に．

ワンポイントアドバイス

　犬と一緒に外出される方も多いと思います．外出時に一緒に車に乗せると，酔ってしまう犬もいます．車酔いをする犬は車に乗せる前にはあまりご飯やおやつをあげないようにしてください．胃に食べ物が残っていると車で揺られることにより胃が動いてしまって普段車酔いをしない犬でも車酔いをしやすくなります．

消化器疾患（下痢）

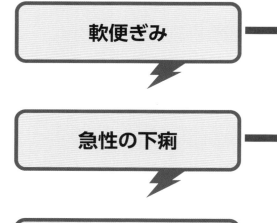

- 軟便ぎみ
- 急性の下痢
- 慢性の下痢

ワンポイントアドバイス

　下痢にはさまざまな原因があります．腸炎が起こり下痢をするとおなかを痛がる仕草も見せます．下痢をしてじっとしてうずくまっているような仕草がみられるなら痛みがあるサインです．細菌やウイルスや寄生虫による腸炎があります．その場合は西洋医学も併用しなければ原因が取り除けませんので原因特定も重要です．

平胃散 ㊴
ガスがたまって，いつもおなかが張っているペットに．

- 日本伝統獣医学会誌（1883-1842）18（2）：14-16, 2011 橋本昌大（高草山どうぶつ病院）（平胃散）

半夏瀉心湯 ⑭ or 五苓散 ⑰
便がにおいます．下痢で食欲がなく，泥状便の下痢の回数が多い時に．

人参湯 ㉜
もともと虚弱で食欲がなく，下痢の症状とともに，冷えや疲れた様子の時に．

ワンポイントアドバイス

　ペットに薬を飲ませるのに苦労した方は多いと思います．フードに入れておけばそのまま食べてしまうペットもいますが警戒心が強いペットほど薬が混ざっていると食べなくなってしまいます．薬を舌の根元においてくるような感じで飲ませるのがコツです．中途半端ですと吐き出したり，嫌がって口の中が唾液で泡だらけになってしまうこともあります．

消化器疾患（便秘）

- 虚弱，高齢
- 体格ががっちり
- もともと体が弱い
- 腹部膨満

ワンポイントアドバイス

犬より猫で便秘になるケースが多く認められます．自然発生的に起こる便秘と基礎疾患がある場合に起こる便秘があります．便秘は人間でもつらいものですが，ペットでもつらい症状です．漢方を飲ませて楽にしてあげることができるかもしれません．便が出れば飼い主さんも大喜びです．

潤腸湯 (51)

日ごろからコロコロ便の場合に効果があります．腸を潤し，排泄を促します．瀉下作用のある大黄を含む漢方薬です．

大柴胡湯 ⑧

食べすぎの便秘に．胸部痛，便秘がある場合や，便秘気味で，上腹部の張りがある場合に．瀉下作用のある柴胡・大黄を含んでいます．

小建中湯 (99)

下剤を用いると嫌がる場合に．甘くておいしい漢方薬です．

防風通聖散 (62)

おなかが張っていそうな時に効果あり．瀉下作用のある大黄と芒硝を含みます．

ワンポイントアドバイス

便秘は西洋医学的な治療で便をやわらかくしたり，腸の動きをよくする治療があります．何も基礎疾患がない場合は漢方を一度試してみてください．潤腸湯(51)，大柴胡湯⑧，防風通聖散(62)には大黄が含まれています．大黄には瀉下作用があり便秘に効果を示します．

消化器疾患（黄疸）

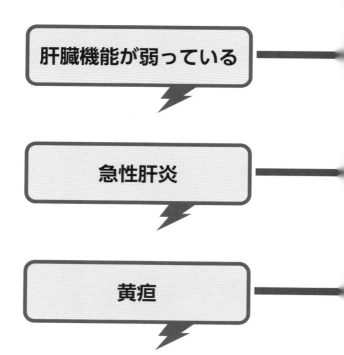

肝臓機能が弱っている

急性肝炎

黄疸

ワンポイントアドバイス

2～3日で症状が改善しない時，黄疸が激しい時は薬を飲んでくれません．そのような時も西洋医学に切り替えます．劇症肝炎で重篤な状態になることもあります．漢方は補助的なものです．肝胆道系疾患は急に悪くなります．ペットは自分の症状を訴えることはできないので日々の観察が必要です．

小柴胡湯 ❾ or 大柴胡湯 ❽
柴胡を含む漢方薬は，人では以前に肝炎に対し多用されていました．

茵蔯蒿湯 ⓭⓹
黄疸に効果のある処方で，急性肝炎の初期に有効．

茵蔯五苓散 ⓱⓻
黄疸が激しく，口の渇きがあり，尿量の減少が顕著な時に有効です．

ワンポイントアドバイス

　黄疸が出る場合は胆囊に問題があることが多く，西洋医学的治療により胆囊の胆汁の排泄を良くする治療が必要です．しかし胆石があると余計に悪くしてしまうことがあるのでしっかり検査します．検査には血液検査，超音波検査が肝胆道系では有用です．

コラム 漢方の今

　漢方薬は昔からある知恵です．日本の漢方のバイブルは1800年前に作られた中国の傷寒論と言われます．急性発熱性疾患に対する処方が狭義の傷寒論で，慢性疾患に対する処方が金匱要略，そして狭義の傷寒論と金匱要略を合わせて，広義の傷寒論と説明されます．そこに葛根湯❶も登場します．歴史が長い漢方ですが，実は人間の実臨床では保険診療が適用されています（148種類，塗り薬が1種類）．そして保険適用漢方エキス剤の約半数は傷寒論に登場します．保険が認められて40年以上が経過し，また医学部での漢方教育も必須となり，人間を対象とした臨床では8割以上の医師が漢方を処方しています．また漢方のトップメーカー，ツムラの売上は1,000億円を超えます．漢方はいまや当たり前のように使われています．一方，薬局でも購入できます．医療保険に比べると10〜20倍の金額となりますが，それでも特別高価ではありません．また，自費で購入するなら，さらにすばらしい漢方が手に入ります．漢方は生薬の足し算ですが，その生薬の品質にはばらつきがあるのです．頻用される漢方エキス剤は中の上の品質と説明しますが，自費で購入すれば特上の生薬を用いた漢方薬も使用できます．また中国で抗がん作用を有すると期待される生薬などは残念ながら本邦では保険適用されていません．

　漢方のペットへの可能性を論じた本書を参考に，是非ペットの困った病気に対応してください．相当役に立ちますよ．

（新見）

消化器疾患（肝炎）

慢性肝炎と肝硬変

小柴胡湯
しょうさい こ とう

舌に白い苔がある時慢性肝炎によく使う処方です．食欲がなくなった時に．

- 獣医東洋医学研究会誌（1341-240X）（3）：37-39, 1997
  森下孝夫（森下動物病院）
- 獣医畜産新報（0447-0192）51（6）：449-453, 1998
  左向敏紀（日本獣畜大）
- 日本伝統獣医学会誌（1883-1842）16（2）：17-21, 2008
  橋本昌大（高草山どうぶつ病院）

ワンポイントアドバイス

　肝臓は大事な臓器です．一度悪くなると治りにくく一生涯薬を飲まなくてはならない場合もあります．西洋医学的な治療でなかなかよくならない時に漢方で改善があるのか試してもらってもいいかもしれません．漢方だけでは期待した効果が得られないこともありますので西洋医学的治療を併用することをオススメします．

コラム 湯液・散剤・丸薬

　漢方の基本は湯液です．生薬を 600 mL 前後の水に入れて，そして半分になるまで煮詰めて，そしてそれを 2〜3 回に分けて内服します．一般に湯液は漢方薬の最後の字に「湯」が付きます．葛根湯❶，桂枝湯㊺となるのです．一方で構成生薬をすべて刻んで内服するものを「散」といいます．散剤は五苓散⓱，当帰芍薬散㉓となるのです．また，散剤をハチミツで煮詰め，それを丸状にしたものは丸剤と呼ばれます．八味地黄丸❼，桂枝茯苓丸㉕と呼ばれます．その後，本来は散剤や丸剤であったものを，湯液として使用することが流行しました．その時は漢方薬名に「料」を付加しました．五苓散料，当帰芍薬散料，八味地黄丸料，桂枝茯苓丸料と呼ばれます．人を対象とした医療現場で使用されている漢方はほとんどがエキス剤です．湯液を煮詰め，パウダー状にして，乳糖などの賦形剤に混ぜています．毎日煎じる必要がなく，また携行性に優れ，長期保存も可能です．大建中湯⓱は 3 年が使用期限とされていますが，それ以外は 5 年です．つまりエキス剤は本来，散剤や丸剤であっても，○○散料，○○丸料のエキス剤ということです．漢方エキス剤は「高級インスタントコーヒー」のイメージです．しかし散剤や丸剤は，本来コーヒー豆をすべて内服するようなものを，コーヒーとして提供していることになります．まったく効果が違う可能性もありますが，歴史的にほぼ同じような効果があると思われています．ペットにはエキス剤の方が飲みやすいと思います．

（新見）

先天性巨大食道症

食べたらすぐに吐いてしまう

六君子湯
（りっくんしとう）

最終的にX線検査により，診断を確定します．

- CLINIC NOTE（1880-3458）5（4）：62-68，2009
  高橋　慈

ワンポイントアドバイス

　巨大食道は先天性と後天性のものがあります．先天性は迷走神経の刺激伝達の欠損，後天性は基礎疾患により二次的に起こるといわれております（重症筋無力症，アジソン病等）．巨大食道の場合，少し高いところに器を置いて首を下げずに食べさせるようにします．食べた後は30分ぐらい立位で抱いて食べたものが逆流しないようにします．

コラム 漢方は生薬の足し算の叡智

　漢方は生薬の足し算の叡智です．こういえば格好いいですね．しかし，実は足し算しかできない時代の精一杯の知恵なのです．生薬は多くは植物です．しかし，動物や鉱物を使用することもあります．ともかく薬効があると思われるものを片っ端から人体実験で確かめた歴史です．そんな薬効がある生薬を組み合わせた歴史なのです．組み合わせて副作用を減らし，効果を増し，ある時には新しい作用を発見しました．つまり足し算の叡智なのです．

　足し算である以上，漢方は構成生薬が2つ以上となるのが基本です．例外的に大黄だけの薬剤を将軍湯，甘草だけの薬剤を甘草湯，人参だけの薬剤を人参湯などと名付けますが，それらは例外です．ツムラの漢方薬で，構成生薬最大のものは防風通聖散❻❷で18種類です．ザックリ説明すると構成生薬数が少ない漢方薬は即効性がありますが，漫然と使用していると耐性が生じて効きにくくなることがあります．一方で構成生薬数が多いものはゆっくりと効果を発揮しますが，耐性ができにくく，体質改善的なイメージになるのです．あくまでも例外がありますが，大雑把に捉えるにはわかりやすいと思っています．そしてその延長として，あまりにも多くの漢方薬を併用すると，あまり効かなくなるということも理解できると思います．

（新見）

好酸球性腸炎

> 食欲不振や嘔吐や下痢を
> 繰り返す

小柴胡湯

まずは検査での確定診断を優先します．

- 日本伝統獣医学会誌（1883-1842）16（2）：13-16，2008
  目黒芳信（ふちのべ動物病院）

ワンポイントアドバイス

　好酸球性腸炎はアレルギーや免疫反応が原因で起こると考えられています．治療は西洋医学的にはステロイド剤などの免疫抑制剤を投与しますが，長期投与をしなければならない場合もありますのでステロイド剤の量を漢方により減らすことができるかもしれません．

皮膚疾患（皮膚病）

皮膚がカサカサ

ジュクジュクした
湿疹

ワンポイントアドバイス

温清飲(57)は皮膚の発赤やかゆみ，乾性の皮膚病などに適し直接的に効果を示します．白虎加人参湯㉞は比較的体力のあるペットに向く処方で，体の熱をさまし，かゆみをしずめ間接的な効果で皮膚病をよくします．常日頃そのようなかゆみの症状があるペットには継続して飲んでもらっても構いません．

温清飲 ㊼

強いかゆみでイライラして，終始冷たいところを好みます．熱があって強いかゆみ，慢性化したかゆみに．

紫雲膏 ㊿①

紫雲膏㊿①を塗る前に，必ず患部を剃毛し清潔な状態にします．患部に直接塗っても構いませんし，ガーゼに塗りそして患部に貼り付けても OK です．

and/or 越婢加朮湯 ㉘

患部がジュクジュクして，かゆみの強い場合に．

and/or 十味敗毒湯 ❻

- 獣医東洋医学研究会誌（1341-240X）（4）：26-49, 1998
  小方宗次（麻布大学附属動物病院）
- 小動物臨床（0286-9616）16（6）：13-20, 1997
  市川敦子（富士バイオメディックス）
- 小動物臨床（0286-9616）14（5）：9-15, 1995
  山村純一（日本大学 農獣医）

ワンポイントアドバイス

皮膚の検査でしっかり西洋医学的診断をしてから漢方を飲ませましょう．皮膚病が悪化してしまい病気が長引く時があります．十味敗毒湯❻はさまざまな皮膚病に効果的です．皮膚の異常があったらまずは十味敗毒湯❻を飲ませて見てください．急性湿疹，指間炎にもよいでしょう．

皮膚疾患（かゆみ・炎症）

> かゆみが強い

> 炎症がひどい

ワンポイントアドバイス

　皮膚の病気はすぐにわかります．ペットも不快に思っているので，常にかゆみがあり足で引っ掻いたり口で噛むような仕草を見せます．皮膚病の初期には炎症があり熱を持つようになるので，冷たいところで寝ていることが多いかもしれません．

白虎加人参湯 ㉞
皮膚に熱があり，喉が渇いてよく水を飲む時に．
or 黄連解毒湯 ⑮
人のかゆみのファーストチョイスです．

消風散 ㉒
湿疹ができていて炎症や浮腫があるかゆみに．人ではジュクジュクタイプの湿疹のファーストチョイスです．

ワンポイントアドバイス

　皮膚病が進行して細菌による2次的な感染が起こると化膿したりして皮膚がベトベトしたりジュクジュクしたりします．皮膚病がひどく進行した場合は西洋医学的な治療を施して，改善が見られたら日々のケアとして全身を薬用シャンプーなどで洗い，皮膚の状態を維持してあげることが必要です．

運動器疾患（こわばり）

> 筋肉の緊張，こわばり

> 四肢のしびれやひきつれ

ワンポイントアドバイス

　ペットは話せないので四肢がしびれているかわからないことが多いですが，足の末端を触ると異常に嫌がるとか，歩き方がおかしい，動きがおかしい時に飲ませてみてもよいかもしれません．症状がよくなる可能性がありますが，完全によくならなければ西洋医学的な治療が必要となります．

芍薬甘草湯 ㊻
普段と動きが違うような時,動きがかたそうな時に.
人ではこむら返りの特効薬です.

桂枝加朮附湯 ⑱
附子が入っているので体を温めて痛みがとれます.症状をやわらげます.

ワンポイントアドバイス

　高齢になると人と同じように運動器疾患を患うペットも多く見られます.運動器疾患は猫よりも犬に比較的多く見られます.犬が高齢になってきて歩き方がおかしいと感じたらまずは漢方を飲ませて見てもいいかもしれません.

運動器疾患（触ると嫌がる）

触ると嫌がる

腰の違和感

腰の痛み

ワンポイントアドバイス

　腰痛の原因で椎間板ヘルニアという病気があります．軽症であれば西洋医学的治療などで改善することもありますが，後ろ足が動かなくなったなどで重症な場合は手術も必要になる時があります．椎間板の診断でCT検査やMRI検査を動物でも受けられる施設はあります．比較的胴の長い犬種になりやすい傾向があります．

八味地黄丸 ❼
しびれや衰えに効果があります．

or 当帰芍薬散 ㉓
血行をよくし温め痛みを和らげます．

桂枝茯苓丸 ㉕
血行をよくして浮腫などを改善します．

疎経活血湯 ㊼
腰をかばって身体がくの字になるなどで変形性脊椎症の痛みに．

ワンポイントアドバイス

　4足歩行をしているペットの腰椎には想像以上に負担がかかっていますので体重が増加するとさらに負担が増してしまいます．日頃の健康管理に気をつけてください．可愛いペットですが，おやつの食べ過ぎなどが原因となり体重が増加します．体重増加に伴い運動器の負担が増えます．

運動器疾患（関節炎）

- 関節が腫れ，足を触られるのを嫌がる
- 急激なけいれん
- 痛みでじっとして動かない

ワンポイントアドバイス

　リウマチによる痛みの場合はかなり進行した状態のことが多いです．しかしなかなか早期発見することは困難です．関節周囲の腫れを認めた時や歩き方がおかしい場合，触ると嫌がるなどの場合，血液検査やX線検査によりリウマチが診断できます．

麻杏薏甘湯 ㉘

湿気の強い季節に悪化するタイプのリウマチに．坐骨神経痛，腰痛にも効果あり．

or 薏苡仁湯 ㊷

関節に熱がある場合に．

芍薬甘草湯 ㊻

緊張感が強いけいれん性の痛みを伴うリウマチに．急激に起こる筋肉のけいれんを伴う疼痛にも．

八味地黄丸 ❼

循環をよくして体を温め疼痛を和らげます．

ワンポイントアドバイス

リウマチが長期に及ぶと全身の免疫力が落ちて感染症や皮膚病になったりするので併発疾患には気をつけてください．麻杏薏甘湯㉘，薏苡仁湯㊷には麻黄が含まれています．麻黄にはエフェドリンが含まれていますので，飲ませて何か落ち着きがなくなる場合はやめましょう．

循環器疾患

動悸，息切れ

胸に水が溜まった時

ワンポイントアドバイス

心筋症になると循環が悪くなり胸やおなかに水が溜まることがあります．漢方だけではよくすることができないので西洋医学的な治療も合わせて行うとよいでしょう．心臓は一度悪くなると一生涯付き合っていかなければなりません．心臓機能の衰えにより散歩や運動ができなくなることもあります．

柴朴湯(さいぼくとう) ❾⓺

疲れやすい時や喉に違和感があるような動作をする時．

柴苓湯(さいれいとう) ⓫⓮

激しい運動をすると呼吸が苦しくなる，胸に水分が溜まっている時に．

ワンポイントアドバイス

　心筋症が進行すると西洋医学的な治療が必要になります．漢方だけでの治療では病気の進行は止められません．心筋症になりやすい犬種はボクサー，ドーベルマンです．猫ではアビシニアン，シャムがなりやすいといわれています．比較的なりやすい種類は高齢になったら定期的に心臓の超音波検査をした方がいいでしょう．

腎疾患

> 虚弱・老化

> 腎機能を強化

> 尿が出にくい，衰弱

ワンポイントアドバイス

生まれつき虚弱なペットに有効です．猫は高齢になってくると腎臓が悪くなる場合が多く西洋医学的な治療でも完治が望めることは多くはありません．現在，ペットでも人工透析をする場合もあります．今まで諦めなければならなかった状態のペットも人工透析で回復することもあります．

六味丸（ろくみがん） (87)

口や喉の渇きを治し，尿量の減少に使用します．老化防止に役立ちます．

山薬（さんやく）

山薬（さんやく）は山芋の根茎を乾燥させたもの．山薬（さんやく）2 g を 1 カップの水で煎じて飲ませます．
人では晋耆（しんぎ）（生薬）が好んで腎機能障害に使われます．

柴苓湯（さいれいとう） (114)

浮腫，吐き気，食欲不振，喉の渇き，発熱など．体質の改善に役立ちます．

ワンポイントアドバイス

腎臓は体の毒素や老廃物を尿として排出してくれる臓器なので体の中で重要な役割をしています．一度悪くなると正常に戻ることはほとんどないので日々の生活でタンパク質の制限や塩分を控えた食事にしてあげましょう．制限してあげるだけで腎機能が維持できる場合もあります．

泌尿器疾患（血尿）

尿に血が混じる

膀胱炎の初期

ワンポイントアドバイス

　単純な膀胱炎は特に雌の猫に多くみられます．猫がトイレに行っても尿が出ていない様子で頻繁にトイレに行っている時は膀胱炎が疑われます．多くが細菌感染を起こしている場合が多いので抗生剤などの西洋医学治療を行い，よくなったら常時漢方を飲ませておくことがいいかもしれません．症状を繰り返すペットもいます．

金銭草（カキドオシ）
きんせんそう

結石の妙薬．２ｇを１カップの水で煎じて飲ませます．

> ・Hirayama H：Effect of Desmodium styracifolium-triterpenoid on calcium oxalate renal stones. Br J Urol, 1993；71（2）：143-7.

五苓散
ごれいさん

喉が渇いて水分を欲しがるわりに尿量が少ない場合に．尿が濁る時にも．

ワンポイントアドバイス

猪苓湯は，膀胱炎以外に頻尿，残尿感，排尿痛，血尿などの排尿障害，尿道炎，腎炎，腎結石，排尿痛，血尿など様々な症状に効きます．

泌尿器疾患のあるペットに是非西洋医学的治療と併用して試してみてください．

泌尿器疾患（膀胱炎）

> 炎症がひどい

> 再発の予防

ワンポイントアドバイス

　雄猫の泌尿器疾患では尿道結石が比較的多く見られます．尿道に結石がつまってしまい尿道閉塞といった危険な状態になります．いったん結石が詰まると尿道カテーテルで尿道から結石を除去する必要があります．これで開通できない場合は手術となります．

猪苓湯 ㊵

人では膀胱炎のファーストチョイスです．

- 日本獣医師会雑誌（0446-6454）47（11）：864, 1994
  鷲巣　誠（日本獣畜大）（猪苓湯）

当帰芍薬散 ㉓

虚弱な犬や猫で，膀胱炎を何度も繰り返すような場合に．当帰芍薬散㉓に含まれる蒼朮・沢瀉・茯苓は，水のアンバランスを整えます．

ワンポイントアドバイス

　泌尿器疾患は冬に多くみられます．冬になると水を飲む量も少なくなってしまうので極力水分を多く摂らせるようにしましょう．そうすれば少しは改善できるでしょう．

　結石が膀胱内に貯留している状況であればいいですが，尿管や尿道に詰まり閉塞してしまうと生命に関わる状況になってしまいますので，その場合は緊急外科手術が必要です．

コラム　漢方の副作用

　漢方にも副作用があります．体に入るものはすべて副作用の危険があると思っています．患者さんには「漢方は食事の延長」と説明しています．しかし，食事の延長という意味は100％安全ということではなく，食事でも何か起こることがあるとういことです．ですから患者さんに投与するときは，「何かあれば止めて下さい」と言い添えれば心配ないのです．世の中には急性毒性を有する植物や鉱物は多数あります．しかし，現在の漢方エキス剤を構成する生薬で，1包内服して死亡することはありません．流産や早産した報告もまだありません．20年以上前に起こった小柴胡湯❾による間質性肺炎での死亡例は，医療サイドも患者さんも「漢方では何も起こらないだろう」と思い込んでいたことが最大の要因です．ですから，漢方を投与して悪影響がでれば中止するという立ち位置を守っていれば安全に使用できると確信しています．日本の漢方の1日量は韓国の3分の1，中国の10分の1と言われます．日本は有効性がある範囲で極めて少ない量を使用してきました．生薬の多くが輸入品で高価であったことも一因です．つまり，たくさん投与してもあまり問題はないのです．投与量が増えて心配な薬剤は麻黄，附子，大黄，甘草と思っています．麻黄はエフェドリンを含有しますので血圧が上がります．附子は強力な熱薬ですので発汗します．そして大黄は瀉下剤ですので下痢となります．

（新見）

膀胱結石

ストラバイト結晶

猪苓湯（ちょれいとう）

猫の尿路下部疾患，尿量が少なく，血尿や排尿困難のある場合に．痛みがある時も，その後の再発予防にも役立ちます．喉が渇いて水を欲しがるわりに尿量が少ない時によい処方です．尿に血が混じったり，排尿時に痛みが激しいような場合にも．

- Am J Vet Res. 1994 Jul；55（7）：972-975. Buffington CA

ワンポイントアドバイス

　まずはX線，超音波，尿検査を行い，診断の結果，食事療法などで経過をみてよい場合に漢方を使用します．尿道に結石が詰まって緊急事態となることもありますので，まずは正確な診断が大切です．500 mg/kg/日を飲ませると結晶が有意に減少するとの報告があります．

内分泌疾患（糖尿病）

> 喉が渇き，尿が多く，たくさん食べる

> 食欲旺盛・多飲

> 治療と並行して

ワンポイントアドバイス

　糖尿病の一般的にみられる症状は犬では多食です．猫では減退する場合もあります．ほかに多飲多尿がみられます．糖尿病は西洋医学的な治療がメインとなります．インスリンの注射を毎日注射しなければなりません．漢方を併用することにより症状が少し改善できるかもしれません．

麦門冬湯 ㉙
ばくもんどうとう

多飲多尿の症状があり，多食の時に．
西洋医学的治療と併用します．

白虎加人参湯 ㉞
びゃっこかにんじんとう

喉が渇いて水分を欲しがったりする場合に．

小柴胡湯 ⑨
しょうさいことう

- 獣医東洋医学研究会誌（1341-240X）（3）：34, 1997
  左向敏紀（日本獣畜大）

ワンポイントアドバイス

　犬の糖尿病はインスリン依存性糖尿病がほとんどで，治療のためには西洋学的な治療（インスリン投与）が必要です．肥満傾向の猫には2型糖尿病が多いといわれています．漢方を併用することにより西洋医学的な治療の補助をするだけではなく，さらなる効果が期待できるかもしれません．

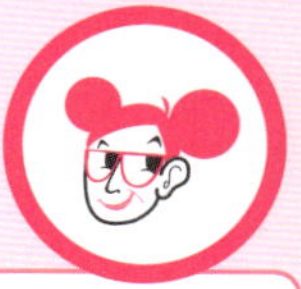

コラム　漢方は食前？

漢方薬の添付文書には食前または食間の投与と書かれています．ある意味当たり前で，漢方薬は生薬の足し算です．生薬には食品も多数あります．山椒のほか，山薬はヤマイモ，大棗はナツメ，生姜はショウガです．つまり食事と一緒になると構成生薬が増えて，また生薬のバランスが崩れるのです．ですから建前として食前投与を勧めています．しかし，実際にはなかなか食前には飲めません．食前に忘れたときは食後でも OK です．また，漢方薬で胃がもたれる時はむしろ食後の内服を勧めることもあります．また，風邪などで一刻も早く漢方を内服したいときは，食前，食後とは無関係に内服します．つまり，内服と食事との関係は建前と理解しておけば十分です．すでにご説明しているように生薬数が増えると効きにくくなることがあります．一方で生薬のバランスが変わると薬効が変化することもあるのです．わかりやすい例は桂枝湯45と桂枝加芍薬湯60です．桂枝湯45は桂皮，芍薬，甘草，大棗，生姜の 5 種類の構成生薬からなる漢方薬です．虚弱な方の風邪に使用します．その桂枝湯45の芍薬の量を 1.5 倍にしたものがほぼ桂枝加芍薬湯60となります．こちらは過敏性腸症候群の特効薬で，腸に効く薬剤になります．つまり芍薬を増量すると上気道症状に有効な桂枝湯45が，腸に有効な桂枝加芍薬湯60になるのです．芍薬の増量で薬効が変化するというわかりやすく，面白い例ですね．また，この桂枝加芍薬湯60に飴を入れると小建中湯99という元気をつける薬剤になります．

（新見）

内分泌疾患（甲状腺機能低下）

> 毛が抜ける，皮膚の乾燥

八味地黄丸
（はちみじおうがん）

毛艶が悪い，疲れやすい，元気がないなどの症状を改善します．
人ではアンチエイジングのファーストチョイスです．

ワンポイントアドバイス

　甲状腺の機能は血液検査でわかります．甲状腺のホルモンを測定します．症状としてはラットテールといわれる尻尾の毛が抜ける，皮膚の乾燥，元気がなくなる，悲しそうな表情になるなどです．
　漢方に固執せず甲状腺の薬との併用として試します．

がん

> がんになったら

> 抗がん剤との併用

ワンポイントアドバイス

　西洋医学では，がんの3大治療（外科療法・放射線療法・化学療法）がメインとなります．しかしペットを飼っている方から「先生，ほかに何かやれることはないでしょうか？」とよく聞かれます．わらにもすがりたい気持ちは非常にわかります．メインとなる治療を行いながら漢方も併用してもらうことでより効果が期待できる場合があります．

カイジ
どのようながんでも効果が期待できます．

冬虫夏草(とうちゅうかそう)
がんに効果があるといわれています．

> ・ONCOLOGY LETTERS 7：1829-1830, 2014
>   HIROYASU ITOH（かも動物病院）（冬虫夏草）
> ・Journal of Traditional Medicines 23（2), 83-87, 2006
>   王　琳（小林製薬研究開発カンパニー）（冬虫夏草）

ワンポイントアドバイス

　漢方による治療のみでがんはよくなりません．通常の西洋医学的治療を行ったうえでさらに状態の改善や生活の質を上げるために漢方をチョイスすることをお勧めします．がんになっているペットは食欲が低下する場合も多く，漢方が飲みにくいかもしれませんが，その時は好物に混ぜてあげてみてください．

新見正則・おすすめがんの漢方

> がんの
> ファーストチョイス

> カイジが飲めない

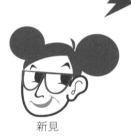

新見

ワンポイントアドバイス

　カイジは中国では抗がん生薬としてたくさんの有効データが出ているキノコ由来の生薬です．日本でも食品として輸入され，がん治療の補助療法として使用されています．保険適用の治療を行うことは最優先ですが，もしも他の補助療法を希望されるときは，まずカイジを勧めているのです．ペット諸君にも効くはずです．

カイジ

カイジは食品として輸入されています．
中国政府が輸出規制を行っているので，本物のカイジは日本漢方新薬という会社だけが扱っています．

六君子湯 ㊸

六君子湯㊸は人間でも飲みやすい漢方薬です．
食欲不振やがんの慢性期に気長に処方します．

ワンポイントアドバイス

　人間のがんの補助療法は，漢方では補中益気湯㊶，十全大補湯㊽，または人参養栄湯⑱のどれか1つと，牛車腎気丸⑰または八味地黄丸❼のどちらか，冷えがあるときは附子を増量します．これらが飲めないときは，六君子湯㊸を気長に投与して相当の御利益があります．ペットでもカイジが飲めないときは六君子湯㊸が候補になると思っています．

カイジとは

　カイジはマメ科の落葉高木である中国槐（Sophora japonica）で成長する真菌で，半円形で耳の形に似ているので槐耳（以下，カイジ）と名付けられたと言われています．古来より民間で抗腫瘍効果や抗炎症効果の使用されてきました．学名は Trametes Robiniophila Murrill で，サルノコシカケ科に分類されます．明代に書かれた「本草綱目」にもすでに記載が見られ，また 1500 年程前から記載が見られるとの報告もあります．老木にしかできないため入手が難しいことが難点です．1978 年に肝臓がん患者がカイジで完治したことを端緒に，多くの研究が行われ，1992 年に中国で医薬品として認可，1997 年に漢方薬製造許可，2000 年に国家 I 類漢方抗がん新薬の認証を中国衛生部から取得しました．

　カイジが臨床応用されてから 20 年以上が経過し，抗がん作用のほか，疼痛軽減作用，食欲・体重増加作用，QOL の向上なども多数報告されています．カイジの基礎研究では，肝細胞癌のアポトーシスを誘発し，また血管新生を阻害するとのことです．肝細胞癌への術前投与で，腫瘍マーカーの 1 つである AFP 値が減少したり，腫瘍自体の大きさが小さくなったということも観察されています．また，種々の外科的治療や放射線療法，化学療法との併用でも効果が確認されています．

　カイジは日本では食品として流通しているために，単独で使用するよりも，エビデンスがある治療の補完的立場で使用することが肝要で，また受け入れやすいと思っています．

人の臨床でのカイジ

　私の外来でも，またがん研有明病院で長くがん診療に携わっている星野惠津夫先生もカイジを使用しています．カイジを併用すると確かに奇蹟が起こることがあります．奇蹟とは通常はあり得ないと思っていることです．たとえば遠隔転移しているがんを患っても予想以上に長く生きている患者さんも多数いるということです．しかし，本当にカイジだけが有効かは実はわからないのです．われわれはがん臨床で，①高蛋白食，②有酸素運動，③体を温める，④その他の漢方，⑤そして希望を持つ　なども併用しているのです．そんなことの総和で有効性が出ているのでしょう．体に害がなく，そして金銭的負担が少ないものは出来る限り併用すべきと思っています．ペットでの人でも同じ作戦です．　　　　　　　（新見）

カイジ関連論文

▶カイジ顆粒のマウスの免疫影響に関する論文
　Chen Shenbao, Ding Runing：The effect of trametes robiniphila Murr. (TRM) substrntial composition on immune function of mice. Acta Edulis Fungi 1995-01, 1995

▶カイジ顆粒を乳腺がんラットに投与した実験に関する論文
　Yuan Peng, Huang Tao, Tian Yuan, et al.：Influence of JINKE on cells growth and apoptosis in nude mice Breast cancer transplanted model. 中国肿瘤, 16：348-350, 2007

▶カイジ顆粒を肝転移のラットに投与した実験に関する論文
　Zhou Lin, Suo Longlong, Song Jiyong, et al.：Influence of sirolimus based triple anti-tumor therapy on T lymphocyte of rat model with liver cancer recurrence after transplantation. Organ Transplantation, 5：368-373, 2014

▶カイジ顆粒をがんのラットに投与した実験に関する論文
　FU Xiaoquian, WEI Yuxiang, ZHENG Dehua, et al.：Triplet anti-tumor therapy based on thymosin α-1 attenuates incidence of hepatoma and serum alpha-fetoprotein level in rat hepatoma model. Chin J Cell Mol Immunol 31：744-748, 2015

術後の回復に（体力回復）

> 術後の回復が悪い，術後にぐったりしている

> 手術後のイレウスに

ワンポイントアドバイス

　がんの手術など体力や免疫力が落ちている時に免疫力を高めるためにいいでしょう．がん以外でも手術の後の回復力増強によい漢方です．手術の後は入院になります．よりストレスがかかり食欲も低下してしまいます．漢方を飲ませることが難しいかもしれませんがトライしてみてください．

十全大補湯 ㊽

人では気力・体力を高めたい時に処方されます．

大建中湯 ⑩

手術の後は胃腸の動きが停滞します．大建中湯⑩は胃腸の働きをよくします．

- 日本消化器外科学会雑誌（0386-9768）28（4）：956-960,1995
  古川良幸（東京慈恵会医科大学 第2外科）
- The Tohoku Journal of Experimental Medicine（0040-8727）230（4）：197-204, 2013
  Kikuchi Daisuke (Department of Surgery, Tohoku University Graduate School of Medicine)

ワンポイントアドバイス

手術した後は胃と腸の動きが麻酔により停滞します．胃と腸の動きを助ける効果があります．人間の治療でも同じようによく使用されています．大建中湯⑩には山椒が含まれていますので超大量投与にはご注意ください．

術後の回復に（消化器）

胃腸の回復に

食欲のない時

ワンポイントアドバイス

　下痢にもさまざまな症状があります．糞便検査が単なる消化不良とされる下痢ではなく，重篤な病気が発見された場合は西洋医学が必要になります．漢方を飲ませることで調子を整えることはできますが，まずは病気をしっかり把握することが大切です．

真武湯 ㉚
しんぶとう

麻酔により胃腸機能が低下している時に．

・日本伝統獣医学会誌（1883-1842）18（1）：52-53，2009
　Hashimoto Yoshihiro（真武湯）

六君子湯 ㊸
りっくんしとう

人では食欲不振に用いられます．

ワンポイントアドバイス

　胃腸機能が低下すると食欲がなくなりどんどん食べなくなります．太った猫では食欲が全くなくなってしばらくすると肝臓に負担がかかり肝リピドーシスという病気になることもあるので食欲がなくなったら注意してください．急に具合が悪くなり危険な状態になることもあります．

コラム 甘草による偽アルドステロン症

　甘草は頻用されている生薬で，保険適用漢方エキス剤の約4分の3に含まれています．中国からの輸入品で甘草は食品に分類されています．甘草の用途の9割以上は食用だそうです．この甘草は保険適用漢方エキス剤では芍薬甘草湯❻❽に最も多く含まれていて，1日量で6g相当です．甘草含有漢方薬は甘味が増加するのですが，甘味以外の薬効も含まれていると思われます．甘草の主成分はグリチルリチンで，臨床で使用される強ミノファーゲンです．これを長期に多量に服用すると偽アルドステロン症になることがあります．血圧が上昇し，血清カリウムが低下し，そして浮腫が生じます．この偽アルドステロン症は全員に起こるわけではなく，体質によると思われます．毎日3包の芍薬甘草湯❻❽を長期間投薬された問題のあるケースも散見されます．私がそのような投薬を行うことはありませんが，他院で投薬され続けている患者さんを拝見することはあります．漢方薬を併用すると甘草の量が増加することがあります．煎じ薬では，2つの漢方を併用するときは，そして生薬が共通する場合は，含有用の多い方の分量に合わせます．ところが，エキス剤はすでにでき上がっているパッケージなので併用する時は，甘草がそれぞれの漢方薬に入っている場合，そのまま甘草の量が合算されてしまいます．この点に少々注意が必要です．しかし，突然に発症したり，突然に重症になることもないので，偽アルドステロン症の可能性を知っていれば，そして何か起こればその可能性を考慮して中止すれば全く問題ありません．

（新見）

リンパ腫，白血病

> 体表にあるリンパ節が腫れる
> 腫猫白血病ウイルスによる白血病

加味帰脾湯
リンパ腫や白血病による貧血効果が期待できます．

or カイジ

ワンポイントアドバイス

　リンパ腫や白血病のスタンダードな治療は西洋医学ですが，漢方薬を補助的に使うことで効果を示すこともあります．終末期など西洋医学的治療の抗がん剤など効果が期待できなくなった時は併用して飲んでみてください．効果のほどはそれぞれのペットによっても違うと思いますが期待以上の効果があるペットもいます．

精神・神経疾患（認知症もどき）

> 認知症もどき

> ストレス，脳神経障害

ワンポイントアドバイス

　高齢になって脳の退行性変化により症状が出てきます．老化なので根治させるような治療法がなく徐々に症状が進行していきます．西洋医学的な治療と併用して漢方を飲ませて症状の進行を遅らせましょう．認知症のような症状には，同じところをぐるぐる回る，夜泣きなどがあります．

柴胡加竜骨牡蛎湯 ⑫

夜鳴き，ぐるぐる回ったり，興奮している時にも効果的です．人では抑肝散(54)が認知症の周辺症状に対するファーストチョイスとなっています．

抑肝散 (54)

興奮，分離不安，沈鬱で元気がない時に．

・日本伝統獣医学会誌（1883-1842）21（1）：36-37，2013（抑肝散）

ワンポイントアドバイス

抑肝散(54)は認知症の人にもよく使用されています．ペットの認知症のような症状にも漢方は有効です．またそのほかに日々の生活リズムを保ってあげることも重要です．よく昼間に寝てしまうことが多いのでなるべく昼間に活動させてあげましょう．

精神・神経疾患（興奮）

興奮気味・イライラ

不眠・不安

ワンポイントアドバイス

攻撃性があるペットには漢方がよいかもしれません．柴胡(さいこ)を含んでいるものは眠気を誘いますので鎮静効果も期待できるかもしれません．攻撃的なペットは一度興奮してしまうとなかなか気持ちをおさめるのは大変です．攻撃的なペットには普段から飲ませておくのもいいかもしれません．

加味逍遙散 ㉔
虚弱な犬猫の精神不安定に．

or 黄連解毒湯 ⑮
精神不安，分離不安などの時に効果あり．

桂枝加竜骨牡蛎湯 ㉖
おちつきがなく不安などで眠れない時に．
人では悪夢をみる時に処方されます．

ワンポイントアドバイス

　神経が過敏で臆病になっているペットには愛情を持って接してあげることも一つの特効薬です．話すことができないペットにただ厳しく接しても逆効果な時もあります．まずは観察して何に臆病になっているのか原因を見つけてあげましょう．

精神・神経疾患（ストレス）

> 不安そうで寝ない

> おちつきがなく寝ない

> ストレス

ワンポイントアドバイス

夜寝ない時には加味帰脾湯❼がファーストチョイスです．高齢だったり呼吸器の疾患により夜苦しくて眠れないような場合は半夏厚朴湯⓰がいいでしょう．気分がおちついて寝てくれるようになるかもしれません．それでも寝ないようなら何か原因があるかもしれませんので原因を追求しましょう．

加味帰脾湯 ㉃

気分を落ちつかせて寝つきをよくしてくれます.

半夏厚朴湯 ⓰

神経疾患,咳や咽頭・喉に炎症がある場合などに用います.

小柴胡湯 ⑨

下痢の頻度が多い時に.

・獣医東洋医学研究会誌(1341-240X)3:35-36,1997
　河又　淳(郡山愛犬病院)

ワンポイントアドバイス

　ペットの眠りは浅いですが,人の倍ぐらいの睡眠時間が必要です.ペットが眠りが浅いのは警戒心が強く野生時代の名残で寝ていても周りを警戒しているからといわれています.なるべくおちついた環境で寝かせてあげましょう.環境を変えるだけで寝てくれることもあります.

コラム　投与経路と投与回数

　漢方は昔からの知恵なので，経口投与以外の飲ませ方は想定されていません．敢えていえば塗り薬は存在します．人向け医療用保険適用漢方の塗り薬は紫雲膏❺⓪❶で，保険病名はやけどと痔ですが，幅広く皮膚疾患に有効です．

　経口投与された漢方薬は腸管で細菌による修飾を受けて，そして腸粘膜から通常は吸収されます．ですから，漢方にレスポンダーとノンレスポンダーがある理由を腸内細菌の差異と説明することもできます．また，漢方は基本的に便秘では効きにくいと言われており，漢方の効果が薄いときは瀉下作用のある漢方薬を併用することが常套手段の1つです．腸内細菌が大切という立ち位置からすれば，そんなストーリーも違和感なく受け入れられます．一方で小児科の先生では，すでに小児科で頻用される漢方薬の1つである五苓散⓱が直腸粘膜から吸収されて，内服と同じような効果を発揮することが知られています．漢方坐薬の作り方は，「フローチャートこども漢方薬」（新興医学出版社）に詳しく掲載されているので興味がある方はご覧ください．

　投与回数は保険適用漢方エキス剤では使用説明書上は3回のものや2回のものがあります．また，1回投与でも有効なことがあります．マウスの実験では1日に2回以上投与することはまれで，1日1回の投与で有効性が確認されています．しかし，実臨床で1回でも有効なことがありますが，敢えて1回から漢方薬を開始することはあまり多くはありません．

（新見）

精神・神経疾患（けいれん）

けいれん・てんかん発作

柴胡加竜骨牡蛎湯 ⑫
てんかんの西洋薬と併用します．

- 獣医東洋医学会誌（1341-240X）6：23，2000
  市川紀文（坂戸動物病院）

ワンポイントアドバイス

　てんかん発作といえばけいれんです．けいれんを起こしている最中は何もしてあげられないので，発作を見るのは忍びないと思います．てんかん発作を抑えるには西洋医学的な治療が優先となります．漢方薬で西洋薬の効果を高めるよう補いましょう．

コラム 西洋薬との併用

　漢方薬は生薬の足し算です．保険適用漢方エキス剤を構成する生薬で，用量依存性に西洋薬のように効果を発揮するものは，エフェドリンを含有する麻黄，強力な熱薬である附子，そして瀉下作用を有する大黄と思っています．それ以外の薬剤は使用量を増やしたからといって，効果が特別増加するという体感は得られません．また，抗ホルモン様作用を有する西洋薬の効果を打ち消すとか，婦人科疾患でピルの効果を減弱するような作用はありません．ですから，どの西洋剤とも併用可能と理解して問題ありません．むしろ，強力な効果がないからこそ，漢方らしさがあると理解しています．漢方は急性症状にもいろいろと有効です．しかし，西洋薬にない漢方の魅力は，やはり体質改善や，世の中で言われている「免疫力の強化」と思っています．敢えて，「免疫力の強化」と言っているのは，「免疫力」の定義が通常は極めて曖昧だからです．より健康になるといったイメージの方が正しいように思えます．そんな漢方はやはり，西洋医学では治らない訴えに使用することが正しい選択肢と思えます．また体質改善を目指して，長期的に投与することも極めて有益と感じています．西洋薬剤との併用でマイナスの影響がないことがなにより漢方の魅力なのです．また，まだ病気とは診断されていないけれど，ちょっと調子が悪いというときから漢方薬を養生の１つに加えることが，実臨床では「未病」という概念とも相まって，広く行われている方法なのです．

（新見）

老化（初老期）

初老期のファーストチョイス

八味地黄丸
覇気がなくぼーっとしているペットに．体の弱った機能を助けます．

ワンポイントアドバイス

　体の弱った機能を補い元気をつけます．高齢のペットに最適で体力が低下して循環が悪く冷感がある時に用いるとよいかもしれません．若いときのように元気にはならないかもしれませんが，今までよりは散歩の距離が増えたり，活発になるかもしれません．

老化（初老期のなんとなく）

歳を取ってきた

高齢で息苦しそう

足腰が弱っている

ワンポイントアドバイス

　心臓疾患の初期段階では西洋医学的な治療をしなくてもよい場合がありますが，心臓は消耗性臓器なので歳を取るごとに悪くなっていきます．早い段階で漢方を飲ませて病気の進行を遅らせることも一つの手ではあります．漢方を嫌がらずに飲むペットには最適です．

加味帰脾湯 ⑬

高齢になると体力が落ち，疲れやすくなります．
人ではフレイルに人参養栄湯⑩が好んで使用されています．

味麦地黄丸

年をとったペットで足腰が弱くなってきた場合，舌が赤く，乾燥している場合に．若がえりは望めませんが症状を緩和してくれます．

八味地黄丸 ❼

寒がっていて，排尿回数が多い時に．

ワンポイントアドバイス

　心臓は血液を循環してくれるポンプの役目です．生きていく上で重要な臓器となります．高齢になってきて散歩していて疲れやすくなったなどの症状があったら心臓疾患の可能性もあります．心臓疾患が重症化すると西洋医学的な治療が必要になります．高齢になったら心臓の検査を半年に1回程度行いましょう．

老化（泌尿器）

老化による頻尿，失禁

前立腺肥大

ワンポイントアドバイス

高齢のペット，特に犬の場合に多くみられます．室内飼いの犬の場合は特に目につきやすいので気になると思いますがなかなかスッキリ改善させることは難しい場合が多いです．八味地黄丸❼を試してみることをお勧めします．人間の初老期の諸症状によく使われています．

八味地黄丸 ❼
おもらしや頻尿に大変効果があります．

or 牛車腎気丸 ⓐ107
水分の循環を改善します．

- 泌尿器科紀要（0018-1994）43（4）271-274, 1997
  鈴木孝憲（群馬大学 医 泌尿器科）

八味地黄丸 ❼
尿量減少，頻尿，前立腺肥大による排尿異常に．
人では，八味地黄丸❼が飲めない時に清心蓮子飲ⓐ111を処方します．

ワンポイントアドバイス

　前立腺が問題になるのは高齢の犬で多いです．去勢をすれば改善することもあります．麻酔に対してリスクがない場合は去勢も一つの選択肢です．病気の予防的な意味合いで去勢を若齢で済ませておくことで高齢になって前立腺の病気のリスクを減らせます．

コラム 漢方の未来

　漢方薬は生薬の足し算の叡智です．昔は薬効を有するものをすべて生薬と呼んでいました．現在は西洋医学，西洋薬学が進歩しました．すると，西洋薬との併用も当然に登場すべきなのです．漢方が漢方の世界だけに留まらずに，西洋薬との足し算でまた新しい叡智が生まれる時期なのです．1804年にモルヒネが分離精製されました．その後，多くの西洋薬が開発されています．そんな西洋薬との足し算は新しい世界なのです．保険適用漢方エキス剤の構成生薬は8割以上が外国，特に中国からの輸入品です．生薬は多くは植物，そしてまれに動物，鉱物などです．阿膠は動物のゼラチンで，蟬退はセミの抜け殻です．牡蛎は蠣の殻，竜骨は巨大動物の化石と言われています．植物は天然であれ，栽培品であれ，石油から作るわけではありませんので，諸般の事情で流通がストップするかもしれません．動物や鉱物製剤も永遠に安定的に供給できるとは限りません．そうであれば，代用品を探すことも，また将来に備えて探しておくことも大切な投資と思っています．代用品は栽培可能な植物でいいのです．また石油から作る薬品でもいいのです．生薬は限りがあるので，漢方薬の使用は制限されるべきだという意見もあります．私は必要とされる漢方薬はどんどん使用して，そして将来のために早急に代用品を探しておくことが大切と思います．一方，国内で生産されている生薬も増加しています．ちなみに，山椒，地黄，当帰，川芎，柴胡，艾葉，陳皮などは国産品です．また中国でしか供給できない生薬は甘草と麻黄といわれています．

（新見）

老化（耳）

> 耳が聞こえなくなってきた

六味丸
大きな音や突然の音には敏感ですが，老化によりふつうの呼びかけには反応できなくなります．

ワンポイントアドバイス

　ペットも高齢になると耳に病気がなくても聴力が徐々に落ちていきます．名前を呼ばれても反応できなくなってきたりします．一生健康な状態でいるペットはほとんどいませんので高齢になればなるほど検査を推奨します．年に1回の検診はしたほうがいいでしょう．

コラム 中医学と和漢，それともモダン・カンポウ

　漢方のルーツは中国です．江戸時代に漢方は日本で独自の発展を遂げ，和漢になったといわれます．中医学の教科書と，和漢の教科書では内容が相当異なります．また使っている言葉もほとんど別といっても過言ではありません．それぞれに研究者がいて，また信奉者もいます．私は，今の病気に今の薬剤で対処するという立場なので，どちらともつかず離れずでいます．今ある薬剤とは保険適用漢方エキス剤です．漢方エキス剤は携行性に優れて，飲みやすく，また長期保存が可能です．まずこれで対処することが患者さんには有益と思っています．しかし，漢方エキス剤は「高級インスタントコーヒー」です．所詮インスタントコーヒーなのです．所詮といったのは，生薬の加減ができないということです．ですから，漢方エキス剤で治らない時は，昔ながらの煎じ薬の使用も有効な選択肢と思っています．患者さんに尋ねると，煎じ薬の方が，エキス剤よりも有効と答える人が8割です．しかし，煎じ薬は持ち歩きには極めて不便で，毎日30分は煮出す時間が必要で，そして長期保存には向きません．ですから，エキス剤で治らないときに煎じ薬，煎じ薬である程度良くなったらエキス剤という立ち位置にしています．

　モダン・カンポウでは，今ある病気に，今ある薬剤で対応することが必要十分と思っています．

（新見）

老化（耳の皮膚）

耳が赤くなって乾く

小柴胡湯
しょうさいことう

老化により耳介部が赤く，耳道内が乾燥しているように見える時，耳の炎症を繰り返す時，耳の炎症が慢性化した時におすすめします．

ワンポイントアドバイス

　一般的に体力が弱ってくると免疫力が低下します．免疫が低下すると細菌や真菌に対しての抵抗性が弱くなります．細菌などが繁殖すると外耳炎の原因となります．外耳炎を繰り返すと慢性外耳炎に移行して治療に苦慮することになり，治るのに時間がかかります．

コラム　ペットを徒然に思う

　最近はペットの腎不全に透析を行う飼い主も少なくないという話があります．ペットの葬儀所，ペットのお墓なども普通の話になりました．ペットにどこまでの医療を施すかは，もちろん飼い主の判断でしょう．ペットが病気になれば，それは天命と受け止めて，何もせず見送ることも1つの選択肢です．しかし，今のわが家のように，家族の一員のペットであれば，私もどこまでの医療をわが家の愛犬に希望するかはその場にならないと判然としません．そんな混沌とした思いの中で，ペットに漢方を使用するという選択肢は簡単に受け入れられます．漢方には副作用がまれなこと，そして漢方は自費診療となっても，高価ではないからです．十分に手が届く範囲の金額で，そしてペットは大きな副作用に苦しむことなく，うまく行けば相当の治療効果が期待できます．ペットに漢方を使うという選択肢が是非とも普及すべきと思っています．ペットは本当に可愛いですよね．この本のタイトルで迷いました．「犬猫漢方」といったタイトルも候補にあがりましたが，私の理解では，わが家の愛犬は「犬猫」とはなんだか違うのです．「ペット」という言葉が適切かどうかはわかりませんが，単なる犬猫ではけっしてないのです．本当に愛おしいのです．わが家の愛犬はビションフリーゼで真っ白です．いつも，いつも，私に寄り添ってくれます．そんな愛犬にも漢方を飲ませているこの頃なのです．皆さんも是非，皆さんの愛犬に漢方を使ってくださいね．

（新見）

その他（元気がない）

> 元気がなさそう

当帰芍薬散
虚弱なペットの血行をよくして元気にしてくれます．
当帰芍薬散㉓は，ペットに頻用されています．

ワンポイントアドバイス

　当帰芍薬散㉓は，人では主に女性の生理痛の訴えがあるときなどに処方される漢方薬で，体の疲れにも頻用されています．虚弱なペットで元気がなく疲れているように見える時に効果が期待できる漢方です．可愛いペットを少しでも長く元気でいてほしいと願うのは飼い主の方の切なる願いです．

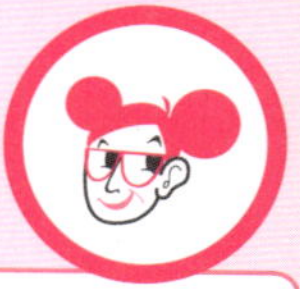

コラム　ペット用漢方

　ペットと漢方でwebを検索すると，ペット用の漢方を製造販売しているメーカーも散見されます．また，ペット向けに特殊な生薬を追加したり，賦形剤を特殊なものにしたなどもあります．実際に使って，使いやすい漢方薬を使用し，よい結果が得られれば，それで問題ありません．人間の薬剤を流用するのであれば安全性はまず問題ないでしょう．内服量は人間と同じ体重換算にする方法もあります．ツムラの保険適用漢方エキス剤では，多くは1日量7.5gです．1日量が9gなのは，小青竜湯⑲，麦門冬湯㉙，白虎加人参湯㉞，炙甘草湯(64)，芎帰膠艾湯(77)，清肺湯(90)，滋陰至宝湯(92)，人参養栄湯(108)，柴苓湯(114)です．1日量が10.5gは大防風湯(97)，1日量が15gは小建中湯(99)と大建中湯(100)，1日量が18gは黄耆建中湯(98)となります．数kgのペットであれば，人間量の10分の1で約0.75gが1日の内服量になります．また，マウスの実験では体重換算で人間量の10倍を使用しています．そして，中国は日本の漢方の10倍量を用いることもあるので，数kgのペットでは10分の1～人間と同じ分量を使用ことも不可能ではありません．同等量を処方するときは，麻黄と附子と大黄には注意しましょう．不思議なことにペットも病気になると，好んで漢方を飲むという経験をした漢方医は昔から少なからずいます．漢方がペットにどの程度有効なのかはまだまだこれから．人間でこれほど有効な漢方薬で，また私のマウスでも確実に有効なので，人間とマウスの中間にある哺乳類には相当期待できると思っています．

（新見）

その他（歩き方がおかしい）

歩き方がおかしい

桂枝加朮附湯
（けいしかじゅつぶとう）

腰痛，坐骨神経痛，頸椎神経異常，関節痛に効果あり．
痛み止めの効果の強い生薬は，麻黄（まおう）と附子（ぶし）です．

ワンポイントアドバイス

　神経的な異常はまずは西洋医学でしっかり診断した後に，治療しながら漢方を併用することをお勧めします．漢方だけでは時間がかかり残念ながら効果が期待できない時もあります．漢方は効果が出るまでに時間がかかります．即効性はないので気長に治療してあげてください．

その他（異常に食べる）

> 異常な食欲，変なものを食べる

> すごく喉が渇く

ワンポイントアドバイス

異物を食べる癖のある犬や猫がいます．子犬の頃によくありがちで，おもちゃで遊んでいてそれを飲み込んでしまう子犬がいます．飲み込んでしまうと，内視鏡で取れない場合はお腹を開けることになりますので，子犬の時期には特に注意してください．猫では糸状のものをよく舐めてそれを誤って飲み込んでしまうことがありますので注意してください．

三黄瀉心湯 ⑬
<small>さんおうしゃしんとう</small>

舌に黄色い苔ができている時に．
口内炎や口臭がひどい場合にも効果的です．

白虎加人参湯 ㉞
<small>びゃっこかにんじんとう</small>

水をものすごく欲しがるような場合に．
胃腸機能を正常にします．

ワンポイントアドバイス

　食欲が増える病気もあります．犬ではクッシング症候群で，猫では甲状腺機能亢進症で食欲が増すことがあります．病気以外でも人と同じように肥満傾向にあるペットも食欲が増えますので注意してください．内分泌性の病気が食欲を増します．内分泌性疾患には西洋医学的な治療が必要です．

コラム 動物に漢方

　これまで動物に漢方薬を投与したものを調べてみました．競走馬に使ったり，イルカ，金魚，コイなど多様です．医師が，薬剤師が，また製薬メーカーの方々が，自分のペットに漢方をあげたという話は実は相当数にのぼります．ペットの急性期に漢方が著効するという意見が多いことにびっくりしました．飲ませ方もいろいろで，漢方エキス剤をそのまま全く問題なく飲むペットもいますし，また食事に混ぜると一緒に食べてしまうペットもいます．同じように食事に混ぜたら，食事自体を全く食べなくなるペットもいます．漢方エキス剤を練って口の奥に入れる，また，シリンジに入れて口の奥に流し込むという飼い主もいました．それぞれが工夫しているようです．また，面白いことに漢方エキス剤を別々の皿に複数並べておくと，好みにあった漢方エキス剤を勝手に食べるというペットもいました．漢方好きの中では，自分のペットが病気になれば漢方薬を使うという選択肢は全く自然な成り行きで，今までペット向け漢方の本がないことが不思議なぐらいです．人間の患者さんにも気軽な気持ちで処方して，効果がある漢方薬を患者さんと一緒に探せばいいと説明しています．つまりペットでも困った病気や症状があれば，そして飼い主が漢方薬を嫌いでなければ，気軽に漢方薬を使用してみればいいのです．病気や症状が治れば，それで良いのです．漢方好きな飼い主のペットだけが漢方薬の恩恵を受けるのはちょっと不公平です．多くのペットが漢方薬の恩恵を受けられるように願っています．

（新見）

その他（食べすぎてもどす）

食べすぎて吐きもどすタイプ

黄連解毒湯 ⑮
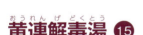

炎症を抑える作用もあり．
人では元気があってがっちりしたタイプによく処方されます．

ワンポイントアドバイス

　ご飯をあげると急いで食べてしまうペットや，子犬や子猫が一気に多く食べてゲーッと吐いてしまうことがあります．ご飯に執着するペットほど吐きもどしが多いので1日数回に分けてご飯をあげてみるのも効果があるかもしれません．

その他（むくみ）

むくみ

ワンポイントアドバイス

　循環が悪くなると全身のむくみが認められるようになります．特に四肢に顕著に認められます．触ると柔らかくプヨプヨしている場合は浮腫を起こしている証拠です．マッサージなどで対処してもなかなか治らない時に合わせて飲んでみてください．効果がみられると浮腫が改善します．

防已黄耆湯 ⑳
ぼう い おう ぎ とう

元気消失，浮腫などに用います．尿量が少なくて後肢に浮腫がある場合や，腎炎，ネフローゼにも．

or 木防已湯 ㊱
もく ぼう い とう

体の余分な水分を取り去り楽にします．

- 動物の循環器（0910-6537）29（2）59-78, 1996
  小山秀一（日本獣畜大 獣医内科）

or 柴苓湯 ⑭
さい れい とう

循環を良くして体の余分な水分を取り除きます．

ワンポイントアドバイス

慢性的な心不全にはもちろん西洋医学的な治療がファーストチョイスになります．漢方だけでよくなることはまずありません．まずは動物病院で心臓の評価をしてもらい，心臓の重症度に見合った治療とあわせて漢方も試してみてください．超音波検査で確定できます．

コラム 私が獣医師になったワケ

　子どものころ唯一飼うことができたのが，ピー子という名前のセキセイインコでした．ピー子は上手に話ができるので，よく私の家族のモノマネをしていました．特に母親のモノマネが上手で，母が長電話をしているのを聞いていたピー子が「もしもし」や，誰も教えていないのに自宅の電話番号を話すようになりました．夕飯時などは，父親がよく餌付けをしていたので，鳥小屋から出すと一直線に父親の肩を目指して飛んでいき，肩に乗って口移しでご飯などを食べていました．また，ピー子はいつもバタバタ飛ぶので，たまに羽切り（翼を少しカット）をして，長く飛ぶことができないようにしていました．しかしある日のこと，羽切りして，いつもであればあまり飛べなくなるのですが，その時は少し羽切りが中途半端だったのか軽く飛べる感じでした．ピー子はそのまま台所まで飛んでいってしまいました．もっと羽切りをした方がいいな，と思っていた矢先，突然に母親が悲鳴をあげました．台所に行ってみると母親が調理していた麻婆豆腐の中に落ちてしまったのでした．慌てて母親は火を止めて鍋の中からピー子を取り出して水で洗いました．水で冷やした後に動物病院に急いでつれて行きました．当時はおそらく獣医さんで鳥をしっかり診られる人はいない，そういう時代でした．獣医さんはピー子を診察はしてくれたのですが専門的な知識がないし全身的な火傷なので厳しいから家で様子を見なさいと言われました．確かにその当時の状況を思い返すとしょうがない状況ではあったと思うのですが，幼心に自分は何でも診察して何でも治療できる動物の医者になろうと心に誓いました．

(井上)

その他（出血性ショック）

> 出血性ショック

人参湯 ㉜ ＋真武湯 ㉚
（≒茯苓四逆湯）

脈拍が低下したり，疲労が激しい時や貧血が甚だしい時に．

- 日本東洋医学雑誌 （0287-4857） 46（2）：251-256, 1995
  木多秀彰（獨協医科大学 第2外科）

ワンポイントアドバイス

　日常生活で出血性ショックのような状態に陥ることはほとんどありませんが，茯苓四逆湯により出血の緩和をしてくれる可能性があります．もちろんショック状態から回復させるにはファーストチョイスは西洋医学的な治療となります．漢方は補助的な役割で使用してください．

コラム　産業動物での漢方

　漢方は，ペットだけではなく，産業動物といわれる牛，豚，鶏，緬羊，山羊などにも使われています．大学を卒業して乳牛牧場で働いていた時，獣医師が漢方を使用して治療をしていたのを思い出しました．頭数が多く，まだ新米でしたので治療後どうなったのかは詳しくは覚えていません．ただ漢方で良くなったと獣医師がお話されていたのを覚えています．産業動物は肉や牛乳となり人の口に入るため，健康被害の観点で抗生剤などの使用が薬事法で制限されている場合も多々あります．漢方などはその影響がない自然のものであり，漢方を食べている和牛は肉質が良く程よくサシが入った状態になるということで漢方和牛などとして販売されています．鹿角霊芝，えごま，ハブ茶などが混ぜられた飼料を食べているそうです．現在は比較的，ペットよりも産業動物の方に積極的に使用されていると思います．消化器疾患，消化器衰弱，食欲不振による症状を回復，下痢による症状改善，胃炎，消化器潰瘍，便秘，疝痛などの治療に使われています．茴香，大黄，甘草，陳皮，川芎，厚朴などです．これらを混ぜ合わせたものなども使用されており，ペットに使われるよりも前から使用されていたようです．他に伝染病による下痢等をおこした時には五苓散❶⓻を使用したりしています．牛や豚の緊張性疼痛には防風通聖散❻②なども使用されています．まだまだ産業動物での漢方は知識がないのでもっと学んでみようと思います．ペットだけでなくそのうちに産業動物の本も出せればと思っています．

（井上）

その他（生殖器の炎症）

> 生殖器の炎症，性ホルモン異常

桂枝茯苓丸
けいしぶくりょうがん

下腹部に痛みがある，陰部より分泌物が見られる時に．

ワンポイントアドバイス

避妊をしていない雌でお腹の下の方を押すと痛みがある，陰部が腫れている，陰部からの出血や分泌物が認められる場合は子宮が腫れて子宮蓄膿症の可能性があります．子宮蓄膿症は発情後によくみられます．症状としては多飲多尿になったり食欲がなくなったりします．すぐに西洋医学的治療を行い，漢方で補完しましょう．

> **コラム** 腫瘍専門の獣医師として

　私は日本獣医がん学会　腫瘍科 I 種認定医（国内に現在 42 名，2017 年 5 月現在）です．認定医の医師のほとんどが開業しており，その病院でしか診察できないという現状です．私は幸いにも（自分の病院をもっていないので）自由な身であり，日本全国どこにでも行くことができます．そういう立場ですので，かかりつけの動物病院にお邪魔して診断，検査，治療，手術を行っています．腫瘍の診療や治療が専門としていない動物病院は，腫瘍の動物を紹介したくても自分の病院の周りに専門病院や 2 次診療病院がない場合もあります．そして，飼い主の方が遠くに行けないという状況であれば，そんな時にかかりつけの動物病院で専門的に診察してくれる獣医が来てくれれば，といったニーズが多くあります．そのようなニーズに応えるため，出張診療を行っております．現在は全国で 10 件以上の動物病院で診療をしております．

（井上）

付 録

掲載漢方薬と生薬構成一覧（ツムラ）

漢方薬	構成生薬
葛根湯 ❶	葛根，大棗，麻黄，甘草，桂皮，芍薬，生姜
葛根湯加川芎辛夷 ❷	葛根，大棗，麻黄，甘草，桂皮，芍薬，辛夷，川芎，生姜
乙字湯 ❸	当帰，柴胡，黄芩，甘草，升麻，大黄
安中散 ❺	桂皮，延胡索，牡蛎，茴香，甘草，縮砂，良姜
十味敗毒湯 ❻	桔梗，柴胡，川芎，茯苓，独活，防風，甘草，荊芥，生姜，樸樕
八味地黄丸 ❼	地黄，山茱萸，山薬，沢瀉，茯苓，牡丹皮，桂皮，附子
大柴胡湯 ❽	柴胡，半夏，黄芩，芍薬，大棗，枳実，生姜，大黄
小柴胡湯 ❾	柴胡，半夏，黄芩，大棗，人参，甘草，生姜
柴胡桂枝湯 ❿	柴胡，半夏，黄芩，甘草，桂皮，芍薬，大棗，人参，生姜
柴胡桂枝乾姜湯 ⓫	柴胡，黄芩，栝楼根，桂皮，牡蛎，乾姜，甘草

漢方薬	構成生薬
柴胡加竜骨牡蛎湯 ⑫	柴胡, 半夏, 桂皮, 茯苓, 黄芩, 大棗, 人参, 牡蛎, 竜骨, 生姜
半夏瀉心湯 ⑭	半夏, 黄芩, 乾姜, 甘草, 大棗, 人参, 黄連
黄連解毒湯 ⑮	黄芩, 黄連, 山梔子, 黄柏
半夏厚朴湯 ⑯	半夏, 茯苓, 厚朴, 蘇葉, 生姜
五苓散 ⑰	沢瀉, 蒼朮, 猪苓, 茯苓, 桂皮
桂枝加朮附湯 ⑱	桂皮, 芍薬, 蒼朮, 大棗, 甘草, 生姜, 附子
小青竜湯 ⑲	半夏, 乾姜, 甘草, 桂皮, 五味子, 細辛, 芍薬, 麻黄
防已黄耆湯 ⑳	黄耆, 防已, 蒼朮, 大棗, 甘草, 生姜
小半夏加茯苓湯 ㉑	半夏, 茯苓, 生姜
消風散 ㉒	石膏, 地黄, 当帰, 牛蒡子, 蒼朮, 防風, 木通, 知母, 甘草, 苦参, 荊芥, 胡麻, 蝉退
当帰芍薬散 ㉓	芍薬, 蒼朮, 沢瀉, 茯苓, 川芎, 当帰
加味逍遙散 ㉔	柴胡, 芍薬, 蒼朮, 当帰, 茯苓, 山梔子, 牡丹皮, 甘草, 生姜, 薄荷

漢方薬	構成生薬
桂枝茯苓丸 ㉕	桂皮, 芍薬, 桃仁, 茯苓, 牡丹皮
桂枝加竜骨牡蛎湯 ㉖	桂皮, 芍薬, 大棗, 牡蛎, 竜骨, 甘草, 生姜
麻黄湯 ㉗	杏仁, 麻黄, 桂皮, 甘草
越婢加朮湯 ㉘	石膏, 麻黄, 蒼朮, 大棗, 甘草, 生姜
麦門冬湯 ㉙	麦門冬, 半夏, 大棗, 甘草, 人参, 粳米
真武湯 ㉚	茯苓, 芍薬, 蒼朮, 生姜, 附子
呉茱萸湯 ㉛	大棗, 呉茱萸, 人参, 生姜
人参湯 ㉜	乾姜, 甘草, 蒼朮, 人参
大黄牡丹皮湯 ㉝	冬瓜子, 桃仁, 牡丹皮, 大黄, 芒硝
白虎加人参湯 ㉞	石膏, 知母, 甘草, 人参, 粳米
四逆散 ㉟	柴胡, 芍薬, 枳実, 甘草
木防已湯 ㊱	石膏, 防已, 桂皮, 人参
半夏白朮天麻湯 ㊲	陳皮, 半夏, 白朮, 茯苓, 天麻, 黄耆, 沢瀉, 人参, 黄柏, 乾姜, 生姜, 麦芽
当帰四逆加呉茱萸生姜湯 ㊳	大棗, 桂皮, 芍薬, 当帰, 木通, 甘草, 呉茱萸, 細辛, 生姜

漢方薬	構成生薬
苓桂朮甘湯(りょうけいじゅつかんとう)㊴	茯苓(ぶくりょう)，桂皮(けいひ)，蒼朮(そうじゅつ)，甘草(かんぞう)
猪苓湯(ちょれいとう)㊵	沢瀉(たくしゃ)，猪苓(ちょれい)，茯苓(ぶくりょう)，阿膠(あきょう)，滑石(かっせき)
補中益気湯(ほちゅうえっきとう)㊶	黄耆(おうぎ)，蒼朮(そうじゅつ)，人参(にんじん)，当帰(とうき)，柴胡(さいこ)，大棗(たいそう)，陳皮(ちんぴ)，甘草(かんぞう)，升麻(しょうま)，生姜(しょうきょう)
六君子湯(りっくんしとう)㊸	蒼朮(そうじゅつ)，人参(にんじん)，半夏(はんげ)，茯苓(ぶくりょう)，大棗(たいそう)，陳皮(ちんぴ)，甘草(かんぞう)，生姜(しょうきょう)
桂枝湯(けいしとう)㊺	桂皮(けいひ)，芍薬(しゃくやく)，大棗(たいそう)，甘草(かんぞう)，生姜(しょうきょう)
七物降下湯(しちもつこうかとう)㊻	芍薬(しゃくやく)，当帰(とうき)，黄耆(おうぎ)，地黄(じおう)，川芎(せんきゅう)，釣藤鈎(ちょうとうこう)，黄柏(おうばく)
釣藤散(ちょうとうさん)㊼	石膏(せっこう)，釣藤鈎(ちょうとうこう)，陳皮(ちんぴ)，麦門冬(ばくもんどう)，半夏(はんげ)，茯苓(ぶくりょう)，菊花(きくか)，人参(にんじん)，防風(ぼうふう)，甘草(かんぞう)，生姜(しょうきょう)
十全大補湯(じゅうぜんたいほとう)㊽	黄耆(おうぎ)，桂皮(けいひ)，地黄(じおう)，芍薬(しゃくやく)，川芎(せんきゅう)，蒼朮(そうじゅつ)，当帰(とうき)，人参(にんじん)，茯苓(ぶくりょう)，甘草(かんぞう)
荊芥連翹湯(けいがいれんぎょうとう)㊿	黄芩(おうごん)，黄柏(おうばく)，黄連(おうれん)，桔梗(ききょう)，枳実(きじつ)，荊芥(けいがい)，柴胡(さいこ)，山梔子(さんしし)，地黄(じおう)，芍薬(しゃくやく)，川芎(せんきゅう)，当帰(とうき)，薄荷(はっか)，白芷(びゃくし)，防風(ぼうふう)，連翹(れんぎょう)，甘草(かんぞう)
潤腸湯(じゅんちょうとう)(51)	地黄(じおう)，当帰(とうき)，黄芩(おうごん)，枳実(きじつ)，杏仁(きょうにん)，厚朴(こうぼく)，大黄(だいおう)，桃仁(とうにん)，麻子仁(ましにん)，甘草(かんぞう)
薏苡仁湯(よくいにんとう)(52)	薏苡仁(よくいにん)，蒼朮(そうじゅつ)，当帰(とうき)，麻黄(まおう)，桂皮(けいひ)，芍薬(しゃくやく)，甘草(かんぞう)

漢方薬	構成生薬
疎経活血湯(53)	芍薬，地黄，川芎，蒼朮，当帰，桃仁，茯苓，威霊仙，羌活，牛膝，陳皮，防已，防風，竜胆，甘草，白芷，生姜
抑肝散(54)	蒼朮，茯苓，川芎，釣藤鈎，当帰，柴胡，甘草
麻杏甘石湯(55)	石膏，杏仁，麻黄，甘草
五淋散(56)	茯苓，黄芩，甘草，地黄，車前子，沢瀉，当帰，木通，山梔子，芍薬，滑石
温清飲(57)	地黄，芍薬，川芎，当帰，黄芩，黄柏，黄連，山梔子
清上防風湯(58)	黄芩，桔梗，山梔子，川芎，浜防風，白芷，連翹，黄連，甘草，枳実，荊芥，薄荷
治頭瘡一方(59)	川芎，蒼朮，連翹，忍冬，防風，甘草，荊芥，紅花，大黄
桂枝加芍薬湯(60)	芍薬，桂皮，大棗，甘草，生姜
桃核承気湯(61)	桃仁，桂皮，大黄，甘草，芒硝
防風通聖散(62)	黄芩，甘草，桔梗，石膏，白朮，大黄，荊芥，山梔子，芍薬，川芎，当帰，薄荷，防風，麻黄，連翹，生姜，滑石，芒硝

漢方薬	構成生薬
五積散 63	蒼朮, 陳皮, 当帰, 半夏, 茯苓, 甘草, 桔梗, 枳実, 桂皮, 厚朴, 芍薬, 生姜, 川芎, 大棗, 白芷, 麻黄
炙甘草湯 64	地黄, 麦門冬, 桂皮, 大棗, 人参, 麻子仁, 生姜, 炙甘草, 阿膠
帰脾湯 65	黄耆, 酸棗仁, 人参, 白朮, 茯苓, 遠志, 大棗, 当帰, 甘草, 生姜, 木香, 竜眼肉
参蘇飲 66	半夏, 茯苓, 葛根, 桔梗, 前胡, 陳皮, 大棗, 人参, 甘草, 枳実, 蘇葉, 生姜
女神散 67	香附子, 川芎, 蒼朮, 当帰, 黄芩, 桂皮, 人参, 檳榔子, 黄連, 甘草, 丁子, 木香
芍薬甘草湯 68	甘草, 芍薬
茯苓飲 69	茯苓, 蒼朮, 陳皮, 人参, 枳実, 生姜
香蘇散 70	香附子, 蘇葉, 陳皮, 甘草, 生姜
四物湯 71	地黄, 芍薬, 川芎, 当帰
甘麦大棗湯 72	大棗, 甘草, 小麦
柴陥湯 73	柴胡, 半夏, 黄芩, 大棗, 人参, 黄連, 甘草, 生姜, 栝楼仁

漢方薬	構成生薬
調胃承気湯 ❼❹	大黄, 甘草, 芒硝
四君子湯 ❼❺	蒼朮, 人参, 茯苓, 甘草, 生姜, 大棗
竜胆瀉肝湯 ❼❻	地黄, 当帰, 木通, 黄芩, 車前子, 沢瀉, 甘草, 山梔子, 竜胆
芎帰膠艾湯 ❼❼	地黄, 芍薬, 当帰, 甘草, 川芎, 阿膠, 艾葉
麻杏薏甘湯 ❼❽	薏苡仁, 麻黄, 杏仁, 甘草
平胃散 ❼❾	蒼朮, 厚朴, 陳皮, 大棗, 甘草, 生姜
柴胡清肝湯 ❽⓿	柴胡, 黄芩, 黄柏, 黄連, 栝楼根, 甘草, 桔梗, 牛蒡子, 山梔子, 地黄, 芍薬, 川芎, 当帰, 薄荷, 連翹
二陳湯 ❽❶	半夏, 茯苓, 陳皮, 甘草, 生姜
桂枝人参湯 ❽❷	桂皮, 甘草, 蒼朮, 人参, 乾姜
抑肝散加陳皮半夏 ❽❸	半夏, 蒼朮, 茯苓, 川芎, 釣藤鈎, 陳皮, 当帰, 柴胡, 甘草
大黄甘草湯 ❽❹	大黄, 甘草
神秘湯 ❽❺	麻黄, 杏仁, 厚朴, 陳皮, 甘草, 柴胡, 蘇葉

漢方薬	構成生薬
当帰飲子 ⑧	当帰, 地黄, 蒺藜子, 芍薬, 川芎, 防風, 何首烏, 黄耆, 荊芥, 甘草
六味丸 ⑧	地黄, 山茱萸, 山薬, 沢瀉, 茯苓, 牡丹皮
二朮湯 ⑧	半夏, 蒼朮, 威霊仙, 黄芩, 香附子, 陳皮, 白朮, 茯苓, 甘草, 生姜, 天南星, 和羌活
治打撲一方 ⑧	桂皮, 川芎, 川骨, 甘草, 大黄, 丁子, 樸樕
清肺湯 ⑨	当帰, 麦門冬, 茯苓, 黄芩, 桔梗, 杏仁, 山梔子, 桑白皮, 大棗, 陳皮, 天門冬, 貝母, 甘草, 五味子, 生姜, 竹茹
竹茹温胆湯 ⑨	半夏, 柴胡, 麦門冬, 茯苓, 桔梗, 枳実, 香附子, 陳皮, 黄連, 甘草, 生姜, 人参, 竹茹
滋陰至宝湯 ⑨	香附子, 柴胡, 地骨皮, 芍薬, 知母, 陳皮, 当帰, 麦門冬, 白朮, 茯苓, 貝母, 甘草, 薄荷
滋陰降火湯 ⑨	蒼朮, 地黄, 芍薬, 陳皮, 天門冬, 当帰, 麦門冬, 黄柏, 甘草, 知母
五虎湯 ⑨	石膏, 杏仁, 麻黄, 桑白皮, 甘草

漢方薬	構成生薬
柴朴湯 ⑯	柴胡, 半夏, 茯苓, 黄芩, 厚朴, 大棗, 人参, 甘草, 蘇葉, 生姜
大防風湯 ⑰	黄耆, 地黄, 芍薬, 蒼朮, 当帰, 杜仲, 防風, 川芎, 甘草, 羌活, 牛膝, 大棗, 人参, 乾姜, 附子
黄耆建中湯 ⑱	芍薬, 黄耆, 桂皮, 大棗, 甘草, 生姜, 膠飴
小建中湯 ⑲	芍薬, 桂皮, 大棗, 甘草, 生姜, 膠飴
大建中湯 ⑳	乾姜, 人参, 山椒, 膠飴
升麻葛根湯 ㉑	葛根, 芍薬, 升麻, 甘草, 生姜
当帰湯 ㉒	当帰, 半夏, 桂皮, 厚朴, 芍薬, 人参, 黄耆, 乾姜, 山椒, 甘草
酸棗仁湯 ㉓	酸棗仁, 茯苓, 川芎, 知母, 甘草
辛夷清肺湯 ㉔	石膏, 麦門冬, 黄芩, 山梔子, 知母, 百合, 辛夷, 枇杷葉, 升麻
通導散 ㉕	枳実, 大黄, 当帰, 甘草, 紅花, 厚朴, 蘇木, 陳皮, 木通, 芒硝
温経湯 ㉖	麦門冬, 半夏, 当帰, 甘草, 桂皮, 芍薬, 川芎, 人参, 牡丹皮, 呉茱萸, 生姜, 阿膠

漢方薬	構成生薬
牛車腎気丸 107	地黄, 牛膝, 山茱萸, 山薬, 車前子, 沢瀉, 茯苓, 牡丹皮, 桂皮, 附子
人参養栄湯 108	地黄, 当帰, 白朮, 茯苓, 人参, 桂皮, 遠志, 芍薬, 陳皮, 黄耆, 甘草, 五味子
小柴胡湯加桔梗石膏 109	石膏, 柴胡, 半夏, 黄芩, 桔梗, 大棗, 人参, 甘草, 生姜
立効散 110	細辛, 升麻, 防風, 甘草, 竜胆
清心蓮子飲 111	麦門冬, 茯苓, 蓮肉, 黄芩, 車前子, 人参, 黄耆, 地骨皮, 甘草
猪苓湯合四物湯 112	地黄, 芍薬, 川芎, 沢瀉, 猪苓, 当帰, 茯苓, 阿膠, 滑石
三黄瀉心湯 113	黄芩, 黄連, 大黄
柴苓湯 114	柴胡, 沢瀉, 半夏, 黄芩, 蒼朮, 大棗, 猪苓, 人参, 茯苓, 甘草, 桂皮, 生姜
胃苓湯 115	厚朴, 蒼朮, 沢瀉, 猪苓, 陳皮, 白朮, 茯苓, 桂皮, 生姜, 大棗, 甘草
茯苓飲合半夏厚朴湯 116	半夏, 茯苓, 蒼朮, 厚朴, 陳皮, 人参, 蘇葉, 枳実, 生姜

漢方薬	構成生薬
茵蔯五苓散⑰	沢瀉, 蒼朮, 猪苓, 茯苓, 茵陳蒿, 桂皮
苓姜朮甘湯⑱	茯苓, 乾姜, 白朮, 甘草
苓甘姜味辛夏仁湯⑲	杏仁, 半夏, 茯苓, 五味子, 乾姜, 甘草, 細辛
黄連湯⑳	半夏, 黄連, 乾姜, 甘草, 桂皮, 大棗, 人参
三物黄芩湯㉑	地黄, 黄芩, 苦参
排膿散及湯㉒	桔梗, 甘草, 枳実, 芍薬, 大棗, 生姜
当帰建中湯㉓	芍薬, 桂皮, 大棗, 当帰, 甘草, 生姜
川芎茶調散㉔	香附子, 川芎, 羌活, 荊芥, 薄荷, 白芷, 防風, 甘草, 茶葉
桂枝茯苓丸加薏苡仁㉕	薏苡仁, 桂皮, 芍薬, 桃仁, 茯苓, 牡丹皮
麻子仁丸㉖	麻子仁, 大黄, 枳実, 杏仁, 厚朴, 芍薬
麻黄附子細辛湯㉗	麻黄, 細辛, 附子
啓脾湯㉘	蒼朮, 茯苓, 山薬, 人参, 蓮肉, 山楂子, 沢瀉, 陳皮, 甘草

漢方薬	構成生薬
大承気湯 133	厚朴, 枳実, 大黄, 芒硝
桂枝加芍薬大黄湯 134	芍薬, 桂皮, 大棗, 甘草, 大黄, 生姜
茵蔯蒿湯 135	茵蔯蒿, 山梔子, 大黄
清暑益気湯 136	蒼朮, 人参, 麦門冬, 黄耆, 陳皮, 当帰, 黄柏, 甘草, 五味子
加味帰脾湯 137	黄耆, 柴胡, 酸棗仁, 蒼朮, 人参, 茯苓, 遠志, 山梔子, 大棗, 当帰, 甘草, 生姜, 木香, 竜眼肉
桔梗湯 138	甘草, 桔梗
紫雲膏 501	ゴマ油, 紫根, 当帰, 白蠟, 豚脂

掲載漢方薬と生薬一覧 (ツムラ以外のメーカー)

漢方薬

銀翹散(ぎんぎょうさん)(クラシエ)

金銀花・連翹各 4.26 g,薄荷・桔梗・甘草各 2.556 g,淡竹葉・荊芥各 1.704 g,淡豆鼓・牛蒡子各 2.136 g,羚羊角 0.132 g より抽出.
添加物として,ヒドロキシプロピルセルロース,乳糖,ケイ酸 Al を含有する

理中湯(りちゅうとう)(クラシエ)(人参湯(にんじんとう)㉜)

人参・乾姜・甘草・白朮各 3.0 g,附子末 1.0 g より抽出.
添加物として,乳糖,ヒドロキシプロピルセルロースを含有する

味麦地黄丸(みばくじおうがん)(コタロー)

地黄 4 g,山茱萸・山薬各 2 g,沢瀉・茯苓・牡丹皮各 1.5 g,麦門冬 3 g,五味子 1 g

生薬

冬虫夏草(とうちゅうかそう)	様々な会社で販売
山薬(さんやく)	ネット販売
金銭草(きんせんそう)(カキドオシ)	ネット販売
カイジ(槐耳)	日本漢方新薬のみ

漢方薬の匂い

　漢方はほとんどが特異な匂いがあり，味も苦かったり渋かったりします．人間でも苦手な人がいますので，ペットは普通にあげても飲んでくれません．なんとか工夫をして飲ませるしかないので，食べ物に混ぜたりおいしく調理したりして，工夫します．工夫次第で漢方が好物に変わるかもしれません．

葛根湯 ①	特異な匂い，辛い
葛根湯加川芎辛夷 ②	特異な匂い，辛い
十味敗毒湯 ⑥	特異な匂い，渋い（わずかに甘く辛い）
八味地黄丸 ⑦	特異な匂い，苦い
大柴胡湯 ⑧	特異な匂い，苦い
小柴胡湯 ⑨	特異な匂い，わずかに甘い
柴胡桂枝湯 ⑩	特異な匂い，わずかに甘くて渋い
柴胡加竜骨牡蛎湯 ⑫	特異な匂い，わずかに苦い
半夏瀉心湯 ⑭	特異な匂い，わずかに甘くて辛い

黄連解毒湯 ⑮	特異な匂い，苦い
半夏厚朴湯 ⑯	特異な匂い，甘くて辛い
五苓散 ⑰	特異な匂い，わずかに辛い
桂枝加朮附湯 ⑱	特異な匂い，甘味とわずかな辛味
小青竜湯 ⑲	特異な匂い，わずかに酸味があって甘い
防已黄耆湯 ⑳	特異な匂い，甘い
消風散 ㉒	特異な匂い，わずかに甘くて苦い
当帰芍薬散 ㉓	特異な匂い，わずかに渋い
加味逍遙散 ㉔	特異な匂い，わずかに苦い
桂枝茯苓丸 ㉕	特異な匂い，わずかに渋い
桂枝加竜骨牡蛎湯 ㉖	特異な匂い，甘くて辛い
麻黄湯 ㉗	特異な匂い，わずかに甘くて渋い
越婢加朮湯 ㉘	特異な匂い，わずかな甘味と渋味
麦門冬湯 ㉙	特異な匂い，甘い
真武湯 ㉚	特異な匂い，辛い
人参湯 ㉜	特異な匂い，辛い

白虎加人参湯 ㉞	特異な匂い，わずかに甘い
木防已湯 ㊱	特異な匂い，苦い
猪苓湯 ㊵	特異な匂い，わずかに苦い
補中益気湯 ㊶	特異な匂い，わずかに甘い
六君子湯 ㊸	特異な匂い，甘い
十全大補湯 ㊽	特異な匂い，わずかに甘い
潤腸湯 ㊿	特異な匂い，甘くてえぐい
薏苡仁湯 ㊷	特異な匂い，わずかに甘い
疎経活血湯 ㊼	特異な匂い，苦くてえぐい
抑肝散 ㊾	特異な匂い，わずかに甘くて渋い
麻杏甘石湯 ㊿	特異な匂い，わずかに甘い
温清飲 ㊼	特異な匂い，苦い
防風通聖散 ㊺	特異な匂い，わずかに甘くて特異である
芍薬甘草湯 ㊻	特異な匂い，わずかに甘い
竜胆瀉肝湯 ㊻	特異な匂い，甘味を帯びてえぐい
麻杏薏甘湯 ㊽	特異な匂い，甘くてえぐい

平胃散 ㊆	特異な匂い，甘くてわずかにえぐい
二陳湯 ㊆	特異な匂い，わずかに甘い
抑肝散加陳皮半夏 ㊆	特異な匂い，わずかに渋い
六味丸 ㊆	特異な匂い，わずかに酸味があって苦い
柴朴湯 ㊆	特異な匂い，わずかに甘くて渋い
小建中湯 ㊆	特異な匂い，甘くてわずかに辛い
大建中湯 ⑩	特異な匂い，甘くて辛い
牛車腎気丸 ⑩	特異な匂い，わずかに甘くて酸味がある
三黄瀉心湯 ⑪	特異な匂い，苦い
柴苓湯 ⑪	特異な匂い，わずかに渋い
茵蔯五苓散 ⑪	特異な匂い，わずかに渋い
麻子仁丸 ⑫	特異な匂い，苦くて渋い
茵蔯蒿湯 ⑬	特異な匂い，わずかに渋い
加味帰脾湯 ⑬	特異な匂い，わずかに甘味を帯びて特異である
紫雲膏 ⑳	特異な匂い，内服薬ではない
銀翹散	漢方薬特有の匂い，甘い

六味地黄丸（ろくみじおうがん）	特異な匂い，わずかに辛い
理中湯（りちゅうとう）	特異な匂い，辛くやや甘い
藿香正気散	漢方薬特有の匂い
金銭草（きんせんそう）	甘い
カイジ（槐耳）	苦い
冬虫夏草（とうちゅうかそう）	苦い

INDEX

あ

茵蔯蒿湯 ❶❸❺ (いんちんこうとう) ……………………… 57
茵蔯五苓散 ❶❶❼ (いんちんごれいさん) ……………… 57
温清飲 ❺❼ (うんせいいん) ……………………………… 65
越婢加朮湯 ❷❽ (えっぴかじゅつとう) ………… 39, 41, 65
黄連解毒湯 ❶❺ (おうれんげどくとう) ……… 37, 67, 103, 125

か

カイジ ………………………………………………… 89, 91, 99
葛根湯 ❶ (かっこんとう) ………………………… 37, 41, 43
葛根湯加川芎辛夷 ❷ (かっこんとうかせんきゅうしんい) … 47
加味帰脾湯 ❶❸❼ (かみきひとう) …………… 99, 105, 111
加味逍遙散 ❷❹ (かみしょうようさん) ………………… 49, 103
銀翹散 (ぎんぎょうさん) ………………………………… 43
金銭草 (きんせんそう、別名かきどおし) ……………… 79
桂枝加芍薬湯 ❻❶ (けいしかしゃくやくとう) ………… 86
桂枝加朮附湯 ❶❽ (けいしかじゅつぶとう) ………… 69, 121
桂枝加竜骨牡蠣湯 ❷❻ (けいしかりゅうこつぼれいとう) … 103
桂枝湯 ❹❺ (けいしとう) ………………………………… 86
桂枝茯苓丸 ❷❺ (けいしぶくりょうがん) …………… 71, 131
牛車腎気丸 ❶❶❼ (ごしゃじんきがん) ………………… 113
五苓散 ❶❼ (ごれいさん) ………………………… 53, 79, 106

さ

柴胡加竜骨牡蠣湯 ❶❷ (さいこかりゅうこつぼれいとう) …… 101, 107
柴胡桂枝湯 ❶❶ (さいこけいしとう) …………………… 43
柴朴湯 ❾❻ (さいぼくとう) …………………………… 45, 75
柴苓湯 ❶❶❹ (さいれいとう) ………………… 75, 77, 127
三黄瀉心湯 ❶❶❸ (さんおうしゃしんとう) ………… 123
山薬 (さんやく) ………………………………………… 77
紫雲膏 ❺❶❶ (しうんこう) …………………………… 65, 106
芍薬甘草湯 ❻❽ (しゃくやくかんぞうとう) ……… 69, 73, 98
十全大補湯 ❹❽ (じゅうぜんたいほとう) ……………… 95
十味敗毒湯 ❻ (じゅうみはいどくとう) ……………… 39, 65
潤腸湯 ❺❶ (じゅんちょうとう) ………………………… 55

153

小建中湯 ❾❾ (しょうけんちゅうとう)	49, 55
小柴胡湯 ❾ (しょうさいことう)	41, 47, 57, 59, 63, 82, 85, 105, 117
小青竜湯 ❶❾ (しょうせいりゅうとう)	43, 45
消風散 ❷❷ (しょうふうさん)	67
真武湯 ❸⓿ (しんぶとう)	97, 129
疎経活血湯 ❺❸ (そけいかっけつとう)	71

た

大建中湯 ❶⓿⓿ (だいけんちゅうとう)	95
大柴胡湯 ❽ (だいさいことう)	55, 57
猪苓湯 ❹⓿ (ちょれいとう)	79, 81, 83
当帰芍薬散 ❷❸ (とうきしゃくやくさん)	71, 81, 119
冬虫夏草 (とうちゅうかそう)	89

な

| 人参湯 ❸❷ (にんじんとう) | 51, 53, 129 |

は

麦門冬湯 ❷❾ (ばくもんどうとう)	45, 85
八味地黄丸 ❼ (はちみじおうがん)	71, 73, 87, 109, 111, 113
半夏厚朴湯 ❶❻ (はんげこうぼくとう)	105
半夏瀉心湯 ❶❹ (はんげしゃしんとう)	51, 53
白虎加人参湯 ❸❹ (びゃっこかにんじんとう)	64, 67, 85, 123
茯苓四逆湯 (ぶくりょうしぎゃくとう)	129
平胃散 ❼❾ (へいいさん)	53
防已黄耆湯 ❷⓿ (ぼういおうぎとう)	127
防風通聖散 ❻❷ (ぼうふうつうしょうさん)	55, 130
補中益気湯 ❹❶ (ほちゅうえっきとう)	49

ま

麻黄湯 ❷❼ (まおうとう)	43
麻杏甘石湯 ❺❺ (まきょうかんせきとう)	45
麻杏薏甘湯 ❼❽ (まきょうよくかんとう)	73
味麦地黄丸 (みばくじおうがん)	111
木防已湯 ❸❻ (もくぼういとう)	127

や

薏苡仁湯(52)（よくいにんとう）……73
抑肝散(54)（よくかんさん）……101

ら

六君子湯㊸（りっくんしとう）……49, 61, 91, 97
竜胆瀉肝湯(76)（りゅうたんしゃかんとう）……37, 39
六味丸(87)（ろくみがん）……77, 115

あとがき

　フローチャートシリーズのペット編は，予想以上にすばらしい本となりました．共著者の井上明先生の尽力とお陰と思っています．

　今から30年近く前，慶應義塾大学外科学教室で阻血再環流の実験を行っています．犬の大腿動脈を縛ったり，また犬の筋肉からミオグロビンを生成してマウスに投与する実験を行っていました．当時，犬は安く手に入れることができました．保健所から払い下げられた犬だと犬舎の職員の人に教えてもらいました．当時は，ペットにはまったく興味がなく，拾われた野犬が僕の実験の役に立つのであれば，ありがたいことだと思っていました．今から思えば，毛並みの良い，可愛い犬もいました．そんな犬の実験を多数行っていたのです．

　トライアスロンに完走した日に，埼玉のブリーターを訪ねて，ビションフリーゼを手に入れました．数週間前に目と目が合って，すぐにこの子と決めた犬で，迎えに行ったのです．わが家に来て，本当に家族の一員です．犬のカット代は僕の理髪料よりも高額です．犬のワクチンは，私たちのワクチンより高額です．でも家族の一員ですから，その程度の出費は致し方ありません．

　遅く帰宅すると，迎えてくれるのは小雪ちゃんだけです．わが家ではベットやソファでも小雪と一緒です．最初，ペットはベットやソファには上げないことが大切だともいわれましたが，後の祭りです．もうベットやソファの生活に慣れてしまいました．可愛いですよ．私が座ると横に来て，コロンと上向きになって，寄り添って，おなかを出します．ベッド

でも私の横で寝息を立てて寝ています．

　こんなにペットに愛着が生まれると，昔自分が犯した罪（？）を反省します．何匹もかわいいペット犬を犠牲にしてしまいました．本当に可哀想です．今，そんなペットたちになんとか役に立つように漢方の本を書きました．決して彼らへの償いにはならないでしょうが，多くのペット諸君が漢方でより幸せになることを願っています．

　実際のところ漢方を食べさせる方法が難題だと思っていましたが，あっさりと井上先生がそのハードルを超えてくれました．ペット用のレシピもこの本には載っています．たくさんの獣医師の先生に，ペット諸君に，漢方を使用していただいて，そして専門の学会でその有用性を発表していただきたいと思っています．

　ペットもがんになる時代になりました．そしてそれを治療する時代になりました．犬に人間と同じ抗がん剤を使うのはちょっと勇気がいります．抗がん剤の副作用で苦しむペットを見ることが飼い主としてはつらいのです．その点，がんにも漢方がある程度効けば，嬉しい限りです．私ががんの患者さんに勧めている生薬は「カイジ」です．幸いカイジは食品として中国から輸入されています．そんなカイジの抗がん効果も是非ペットで体感していただきたいと思っています．

　この書籍を書くにあたり，以下の方々にお世話になりました．

　また，いつも快く私のアイディアを書籍にしてくださる新興医学出版社の林峰子社長に御礼申し上げます．

新見正則